소아 흉부 & 복부 X-rays:

놓치기 쉬운 병변들과 임상경험을 통해 발견된 질환들

Pediatric Chest and Abdominal X-rays:

Overlooked Lesions and Conditions Identified Through Clinical Experience

송옥자 | 지음

범문에듀케이션

서문

21세기를 살아가는 우리는 이전 세대와는 비교할 수 없을 만큼 세밀하고 정교한 진단 영상을 손쉽게 접할 수 있습니다.

1980년대부터 현재(2025년)까지 영상의학과 현장에서 일해온 필자가 느낀 기술의 발전은, 몇 줄의 글로는 표현하기 어려운 변화입니다. 마치 전화기를 처음 발명한 알렉산더 그레이엄 벨에게 지금의 스마트폰을 설명하는 것만큼이나 큰 간극이 존재합니다.

오늘날 의료 현장에서는 US(초음파), CT(컴퓨터 단층촬영), MRI(자기공명영상) 등 다양한 고급 영상 장비들이 진단에 적극적으로 활용되고 있습니다. 하지만 여전히 가장 자주 접하게 되는 진단 영상은 단순 엑스레이 사진(X-ray film)입니다.

이 책에서는 영상의학과뿐만 아니라 가정의학과, 소아청소년과에서도 널리 사용되는 이 단순 엑스레이 사진에 대해 이야기하고자 합니다. 이는 의료의 최전선에서 환자와 마주하는 이들이 반드시 이해하고 익혀야 할 기본이기 때문입니다.

흔히 예술 전시회를 찾기 전에 우리는 작가나 작품의 배경을 미리 찾아봅니다. 이는 '아는 만큼 보이고, 들리는' 경험을 극대화하기 위함입니다. 45년 전, 영상의학과를 막 시작했던 시절의 필자에게 단순 엑스레이 사진이 어떤 정보를 담고 있는지 물었다면, 아마 지금과는 전혀 다른 대답을 했을 것입니다. 하지만 수십 년 동안 수많은 2차원의 흑백 사진을 읽고 판독하며 쌓은 경험을 통해, 이제는 이 사진이 보물섬을 향한 지도처럼 느껴집니다. 그 속엔 진단의 결정적 단서들이 숨어 있습니다.

이 책은 바로 그 '단서들'을 어떻게 찾아내고, 해석하며, 활용할 수 있는지를 필자의 경험을 토대로 풀어보려는 시도입니다. 특히 영상의학 전공의뿐 아니라 소아청소년과나 일반 외래를 보시는 선생님들께 실질적인 도움이 되기를 희망합니다.

사실, 지난 책을 탈고하면서 "다시는 책을 쓰지 않겠다"고 수없이 다짐했습니다. 글쓰기에 익숙하지 않고, 컴퓨터 작업에 대한 지식도 부족한 필자에게 출판 과정 하나하나는 새로운 도전이자 큰 두려움이었습니다. 그러나 광주 남구미래아동병원의 원장님들과 최용재 회장님의 아낌없는 응원, 그리고 매일의 진료를 가능하게 해준 가족과 직장 동료들, 대한아동병원협회 식구들 덕분에 다시 한번 용기를 내어 이 두 번째 책을 세상에 내놓게 되었습니다.

이 자리를 빌려 모든 분들께 진심으로 감사의 마음을 전합니다.

2025년 9월 1일
광주 미래아동병원
송옥자

추천사

의학의 많은 분야가 발전과 변화를 거듭하고 있지만, 소아 진료에서 영상 판독의 기본기는 여전히 변함없는 가치입니다. 특히 Simple X-ray는 소아청소년과 의사가 반드시 익혀야 할 첫 관문이자, 모든 영상 진단의 출발점입니다.

송옥자 원장님은 오랜 시간을 소아영상의학에 바치며, 후배 의사들이 이 기본기를 확실히 다질 수 있도록 가르치고 이끌어 오셨습니다. 한 세대에 그치는 지식이 아니라, 다음 세대가 이어받아야 할 임상 감각과 사고방식을 남기는 데 힘써 오신 것입니다.

이번에 출간되는 소아 Simple X-ray 기본서는 단순한 판독 교재가 아니라, 현장에서 실제로 마주하는 상황을 바탕으로 구성된 살아있는 지침서입니다. 진단 과정을 단순히 '보는 법'이 아니라 '생각하는 법'까지 안내해 주는 이 책은, 학생 · 전공의는 물론 이미 진료 현장에 있는 의사들에게도 깊은 울림과 실질적인 도움을 줄 것입니다.

대한소아청소년병원협회 회장으로서, 저는 이 책이 단순한 학습서에 그치지 않고, 소아 진료의 표준을 세우는 참고서로 자리잡기를 기대합니다. 이 책을 통해 더 많은 의료진이 정확하고 신속한 진단 능력을 갖추게 되고, 그 결과 더 많은 아이들이 건강을 되찾기를 바랍니다.

2025년 8월 11일
대한소아청소년병원협회 회장
튼튼어린이병원 최용재

추천사

지난 8월 9일, 송옥자 선생님께서 소아청소년과 전공의들을 위해 진행하신 영상 강의를 보며 깊은 감명을 받았습니다. 72학번이시라는 사실에 먼저 놀랐고, 여전히 열정 가득한 모습으로 의료 현장에 계신다는 점에 다시 한번 놀랐습니다. 그리고 이번에는 또 한 권의 책, 그것도 소아 Simple X-ray의 기본기를 다룬 책을 출간하신다는 소식에 반가움과 경외심이 함께 밀려왔습니다.

송옥자 선생님은 대부분의 영상의학과 의사들이 성인 분야에 집중하던 시절부터, 오랜 시간을 오직 소아영상의학 한 길에 헌신해 오셨습니다. 경제적 보상도, 명예도 크지 않은 분야였지만, 아이들을 향한 사명감 하나로 남들이 가지 않는 길을 묵묵히 걸어오신 모습은 후배 의사들에게 깊은 울림을 줍니다.

저는 선생님의 첫 번째 책『소아 초음파 진단의 길잡이』가 세상에 나오던 순간을 가까이서 지켜볼 수 있는 행운을 가졌습니다. 준비 과정에서 옆에서 함께 수고하며 느낀 것은, 한 장 한 장의 슬라이드와 글 속에 선생님이 쏟아부은 수십 년의 경험과 진심이었습니다. 이번 두 번째 책에서도 그 노력이 한층 더 깊어졌음을 느낍니다.

이번 책은 단순한 X-ray 해설서가 아닙니다. 소아 Simple X-ray라는 가장 기본적인 진단 도구를, 현장에서 바로 활용할 수 있도록 정리한 실전 지침서입니다. 첫 번째 책이 소아 초음파의 기초를 잡아주었다면, 이번 책은 소아 진료의 가장 첫 관문에서 정확하고 빠른 판단을 가능하게 해 줄 든든한 길잡이가 될 것입니다.

저는 이 책이 소아청소년과 의사뿐만 아니라, 소아 진료에 발을 들이는 모든 의료인들에게 꼭 필요한 필독서가 될 것이라 확신하며, 기쁜 마음으로 이 책을 추천합니다.

2025년 8월 11일
대한소아청소년병원협회 학술이사
온누리아동병원장 오만택

차례

CHAPTER 1

CHEST

학습목차

- Chest film 판독요령 및 A-P와 P-A의 차이점
- Position
- 바른 자세와 호흡이 안 되서 병변으로 오인되었던 사례들
- RLL의 폐렴(Rt.basal lung)
- LLL의 폐렴(Retrocardiac region)
- Air-Bronchogram
- Lateral film의 필요성
- Right lateral film과 left lateral film의 구별법
- Chest film에서 우연히 발견된 ASD (atrial septal defect) 사례
- Pneumothorax와 pneumomediastinum의 사례들
- Chest film에서 mass like 병변을 보이는 경우
- Diaphragm의 병변 사례들
- Chest film에서 bone 병변의 사례들
- Chest film에서 병변같이 보이나 정상소견의 사례

1. Chest film 판독요령 및 A-P와 P-A의 차이점

- 처음 사진을 볼 때는 환아가 바른 자세(position), 호흡의 상태 그리고 방사선량의 노출 정도의 조건이 정상인지를 볼 것
- 그리고 폐병변을 보려고 할 때는 바로 보이는 폐병변보다는 주변부에서부터 보기 시작

1. borny thorax
2. cardiovascular system
3. both lung field의 순으로 ...

사람의 시선은 위에서 아래로 보다, 아래서 위로가 시선이 천천히 가기 때문에 lung field를 볼 때 both diaphragm의 하부에서부터 위로 올라가면서 양쪽 lung field를 비교하면서 보는 습관을 갖도록 할 것

특징	P-A 촬영	A-P 촬영
X-선 방향	후면에서 전면	전면에서 후면
심장크기	실제와 비슷	실제보다 커 보임
환자 자세	서서 촬영	누워서 촬영
폐의 B-V marking 비율	상부폐:하부폐의 비율이 1:3 비율	상부폐:하부폐 비율이 1:1의 비율

B-V: bronchovascular

2. Position

정확한 자세를 취하고 촬영을 해야만 오진을 피할 수 있다.

정확한 자세란?

T spine의 spinous process를 잇는 수직선을 긋고, 양쪽 clavicle의 medial end에서 수직선의 직각 방향으로 선을 그어 양쪽의 길이가 같아야 좌 혹은 우로 틀어지지 않는 바른 자세이며 air filled trachea가 중앙에 위치해 있는지도 확인해야 함.

Chest P-A

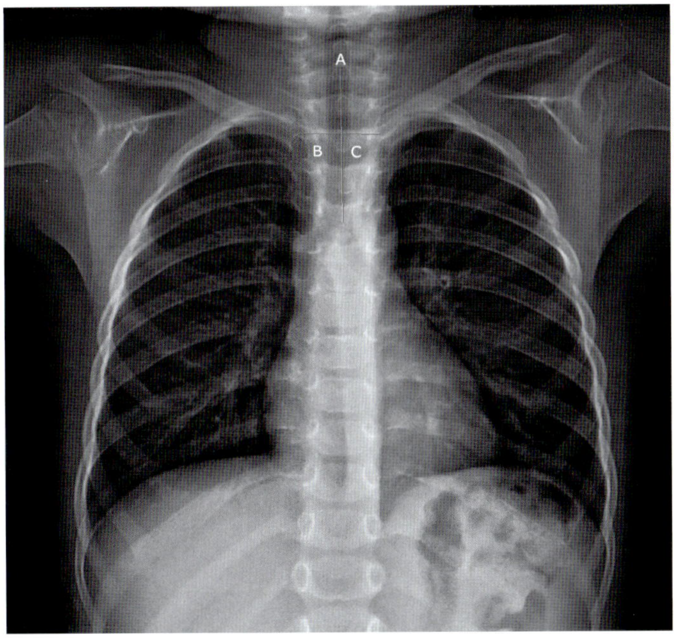

Chest A-P

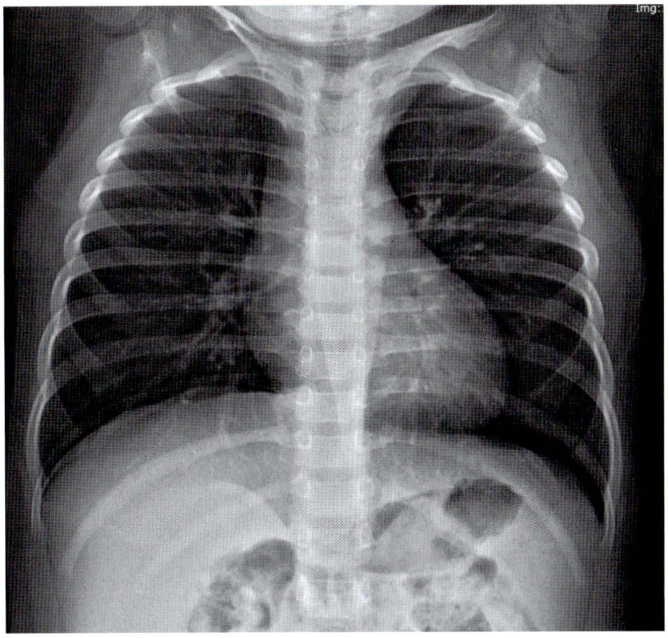

B와 C의 길이가 같고 air-filled trachea가 중앙에 위치해 있어 바른 자세임

3. 바른 자세와 호흡이 안 되서 병변으로 오인되었던 사례들

사례 1

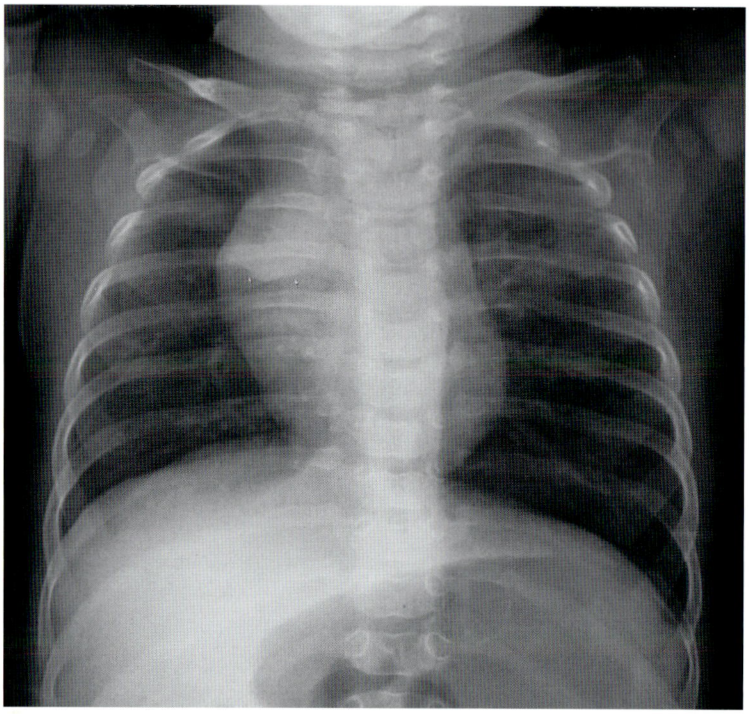

우측으로 회전된 상태의 사진

Both lung field에서 이상 소견이 보이지 않음.

바른 자세의 사진

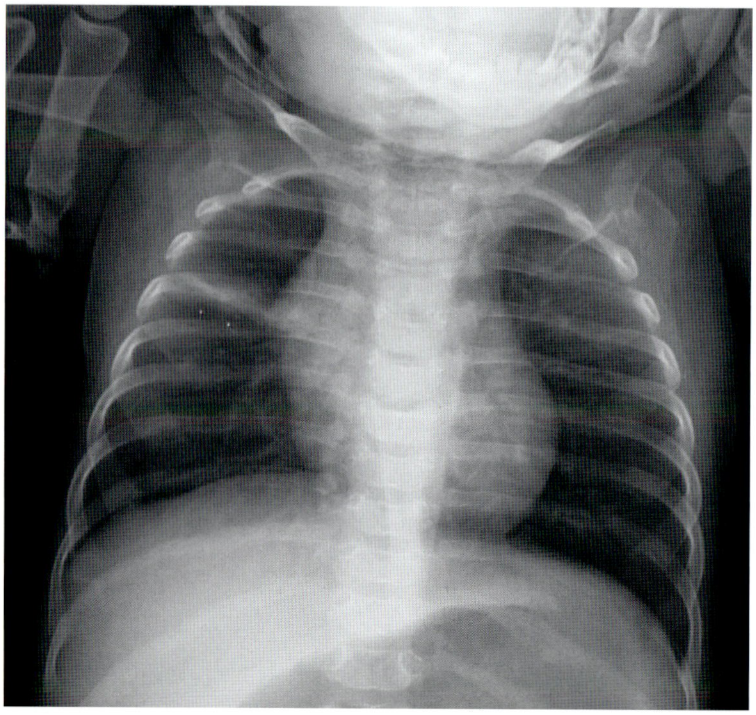

RUL에서 linear shaped increased density가 보이는 Pn.

사례 2

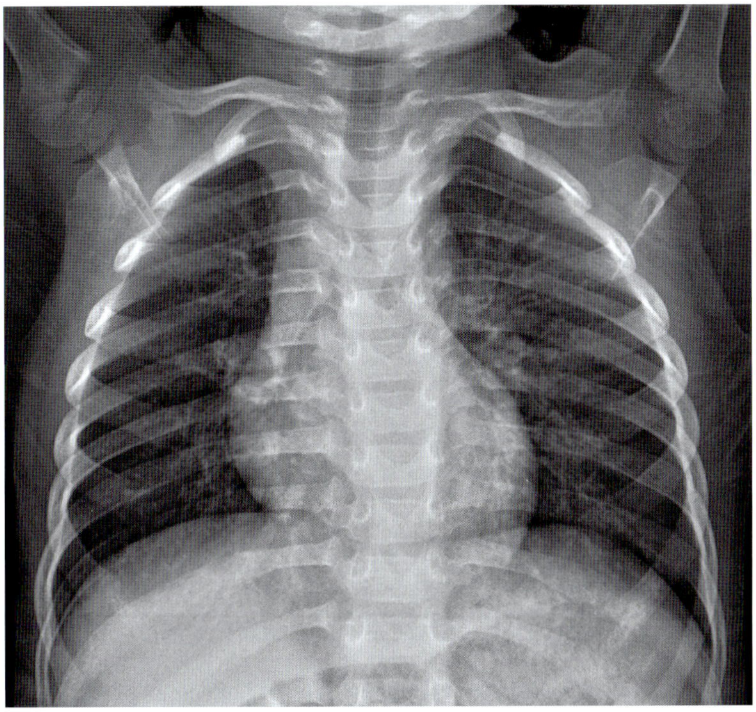

우측으로 약간 회전된 상태의 사진

LUL에 약간의 haziness가 보여 폐렴이 의심됨.

바른 자세의 사진

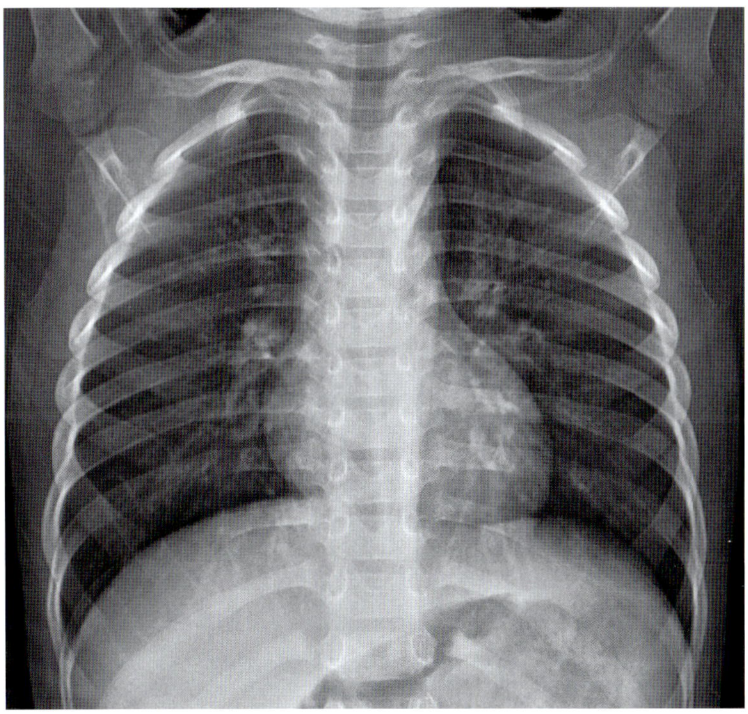

Both lung field에서 이상 소견이 보이지 않음.

사례 3

Expiratory film

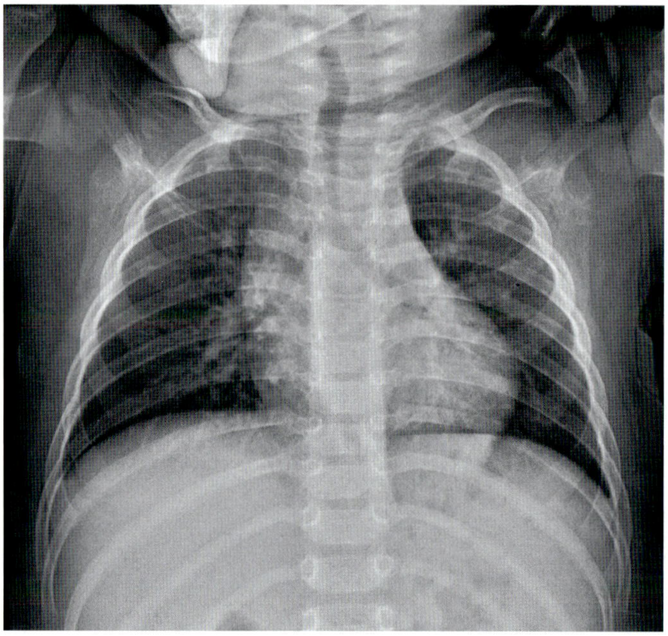

RLL에서 suspicious하게 peri-bronchial haziness가 보임

Inspiratory film

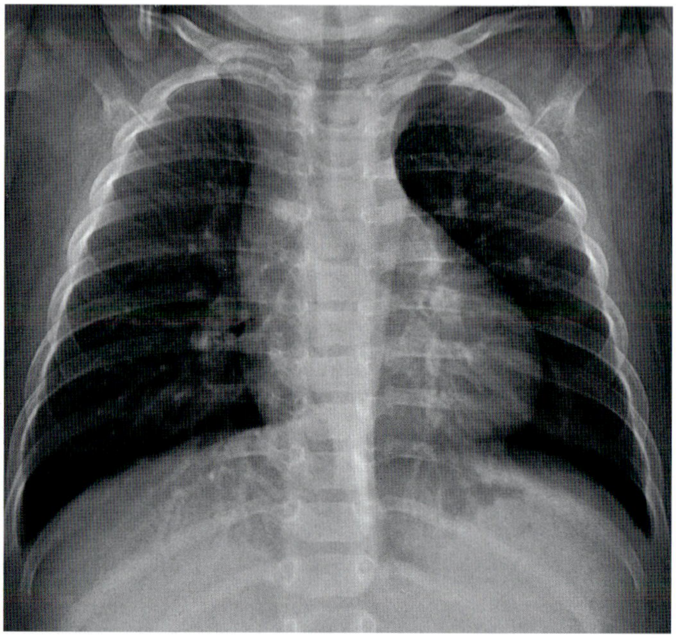

재촬영 후 정상소견으로 보임

자세뿐 아니라 호흡의 정도도 중요함.

정상적으로 moderate deep inspiration 상태에서 촬영이 되어야 하나 숨을 내쉰 상태의 사진에서는 기관지염이나 폐렴처럼 보일 수 있음.

4. RLL의 폐렴(Rt.basal lung)

Chest p-a or a-p film에서 diaphragm 아래의 lung field 병변을 놓칠 수 있다. Diaphragm 위쪽의 lung은 radiolucent하게 보이나 아래 부분은 우측은 liver, 좌측은 spleen과 stomach와 overlap되어 faint하게 보여도 basal lung이 있음을 생각하고 diaphragm 하방의 lung field도 꼭 볼 것.

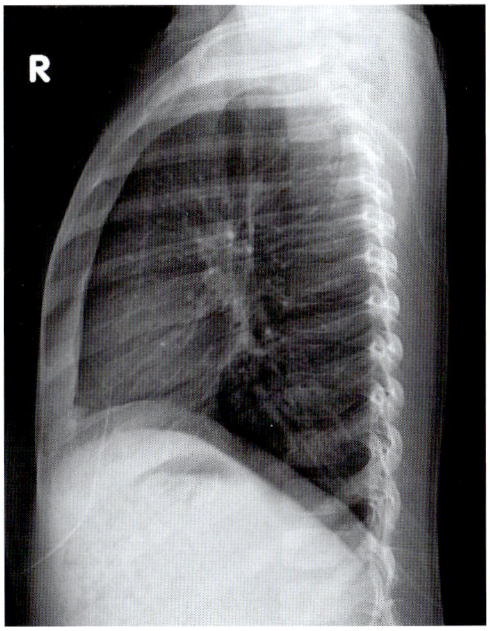

Lateral film에서 posterior basal lung이 anterior basal lung보다 더 아래쪽으로 깊숙이 위치해 있음

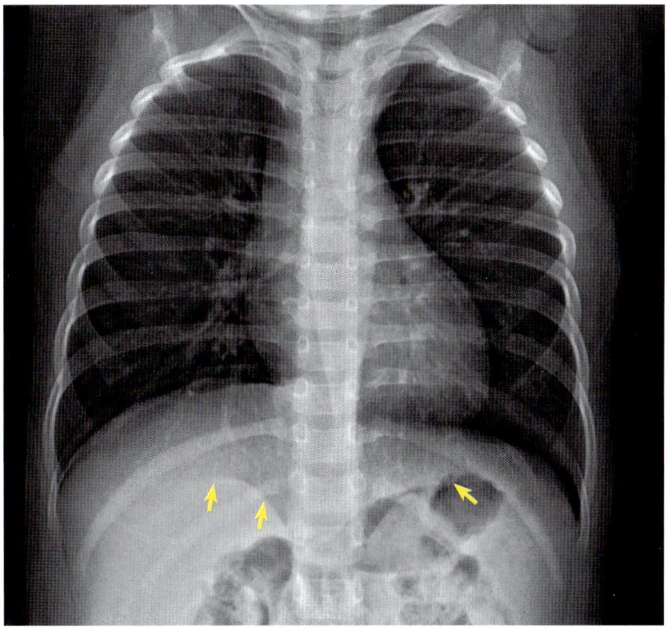

Both diaphragm 아래로 희미하게 lung field가 보임

Basal lung pn. 사례 1

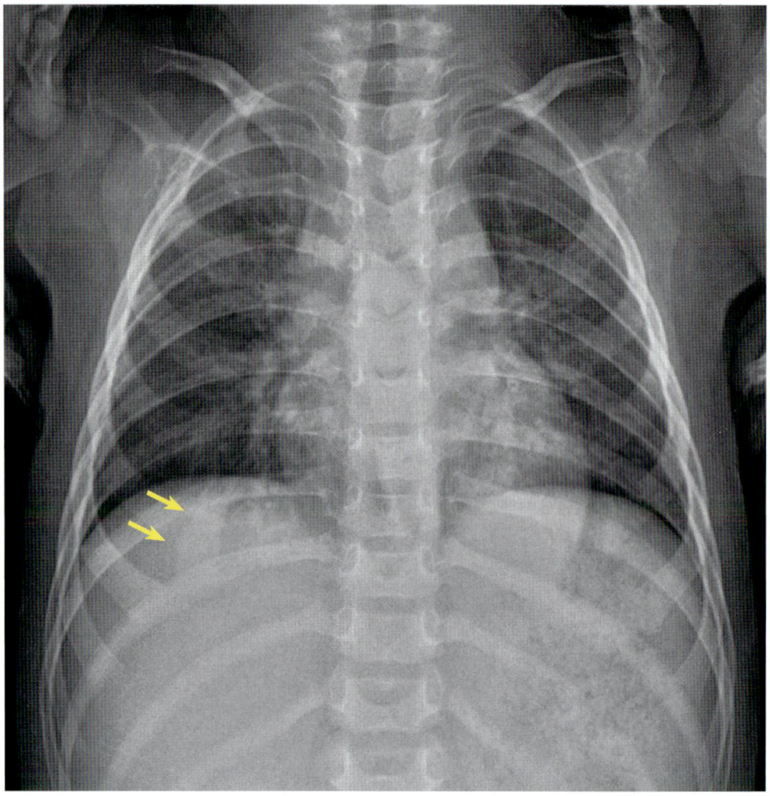

Diaphragm의 상부 lung에서는 특이 소견이 보이지 않으나 diaphragm의 하부에서 hazy increased density가 보임

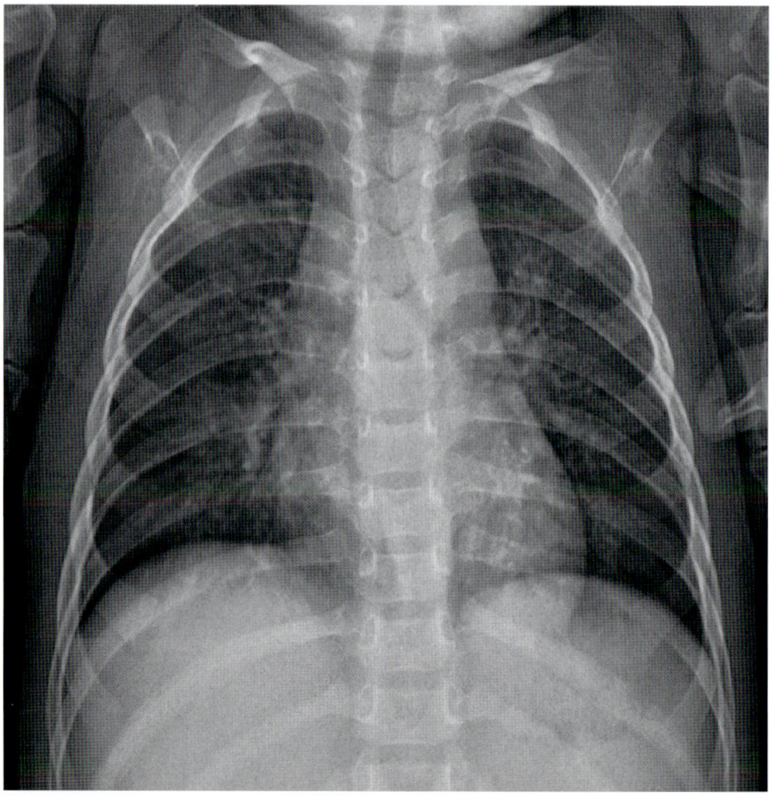

치료 후 정상 소견

Basal lung pn. 사례 2

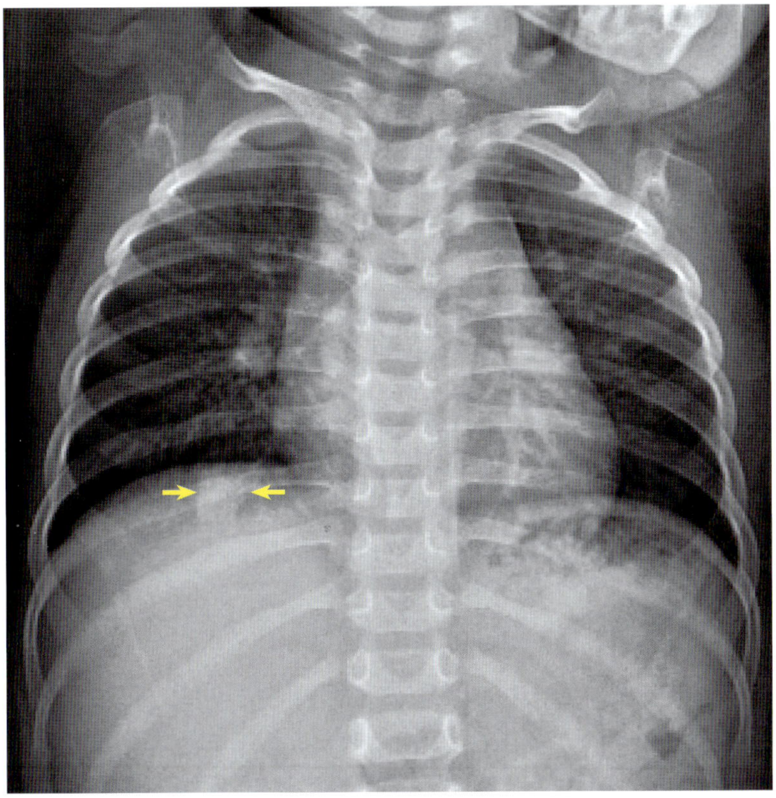

Hazy increased density in right basal lung

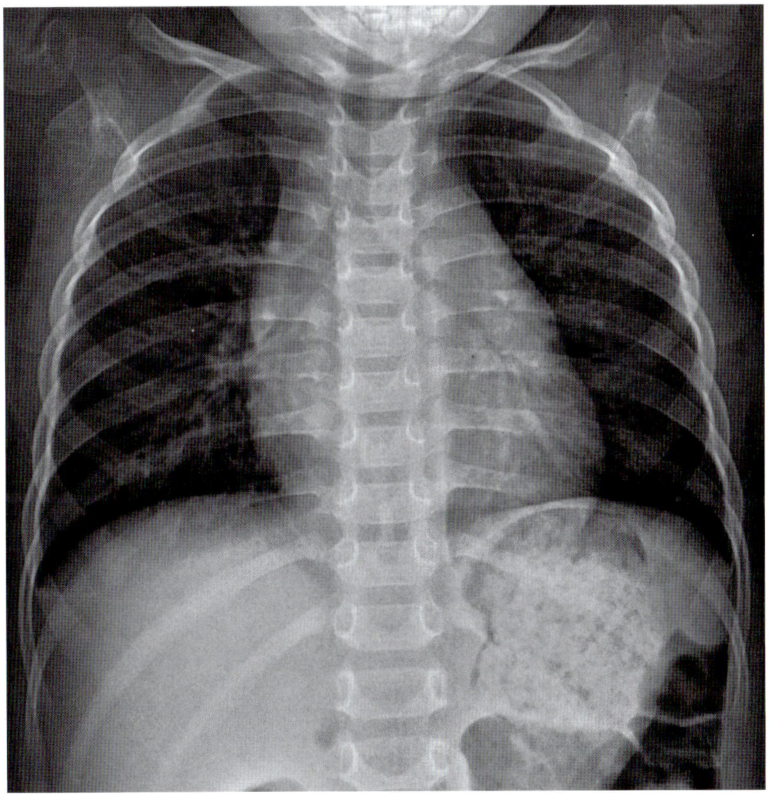

Nearly improvement of pn. in right basal lung

Basal lung pn. 사례 3

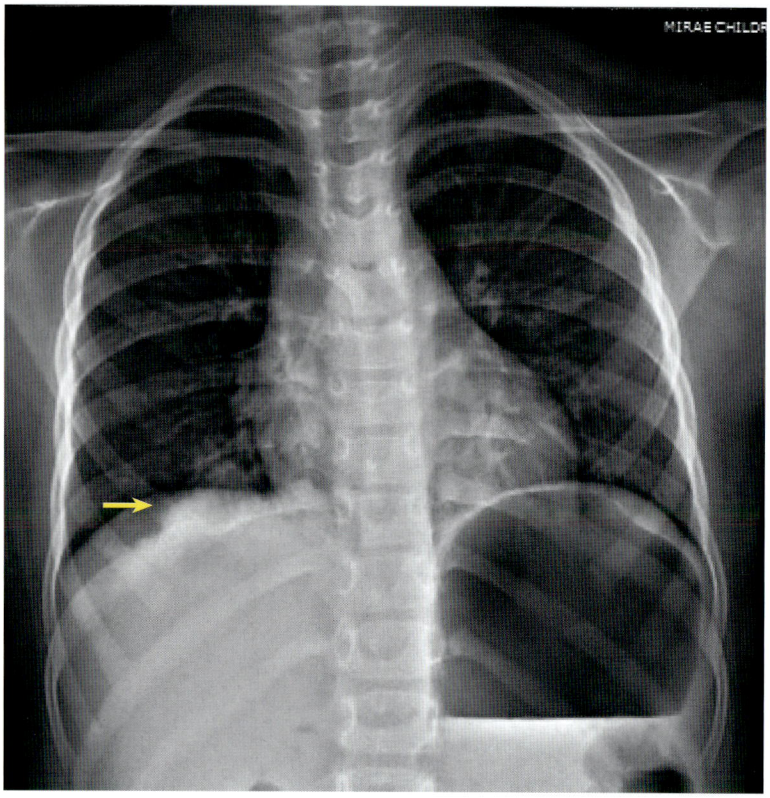

Peribronchial haziness in right basal lung

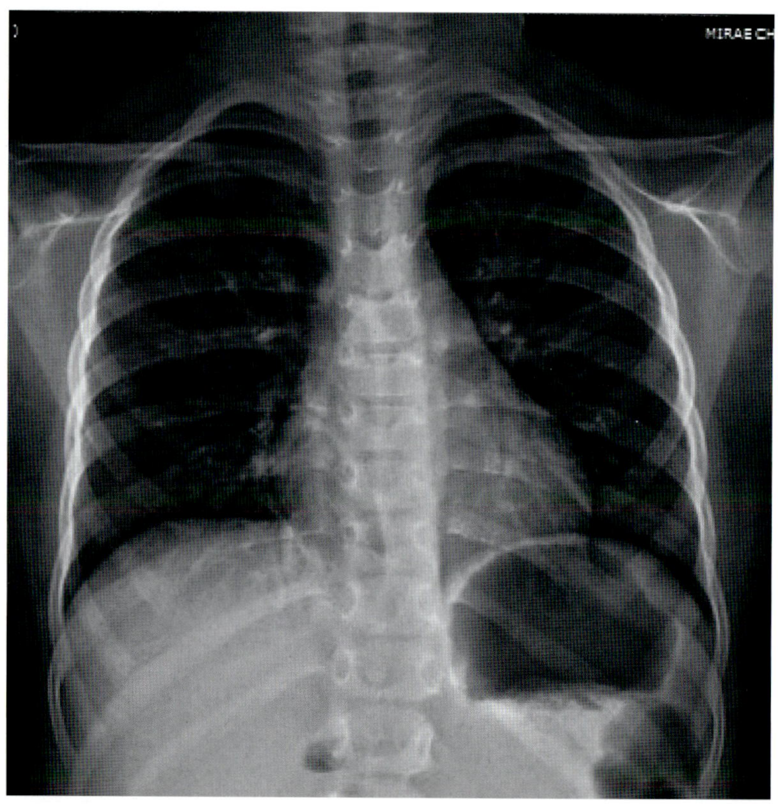

치료 후 정상 소견을 보임

Basal lung pn. 사례 4

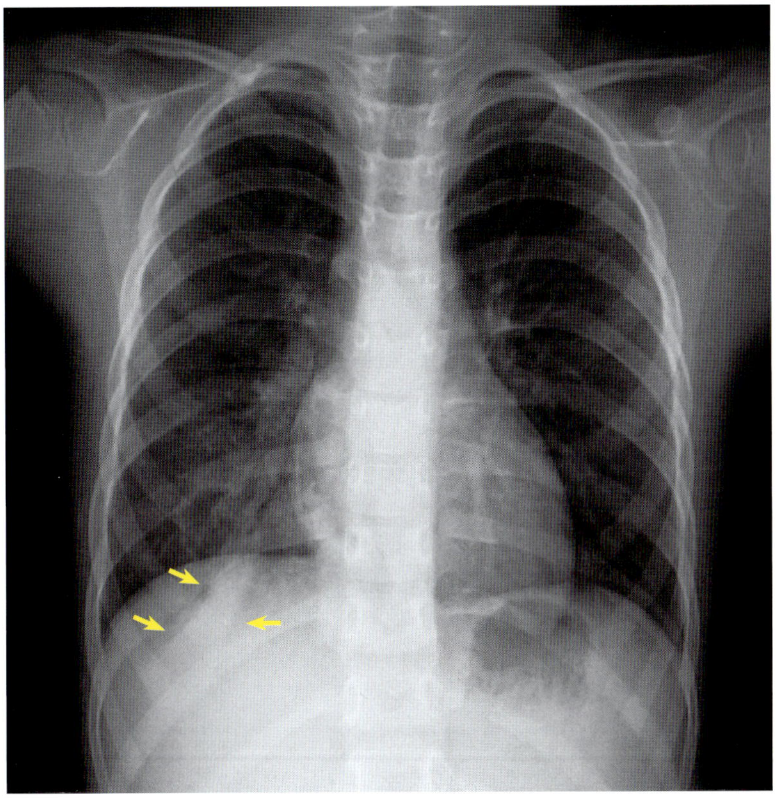

Peribronchial haziness in right basal lung

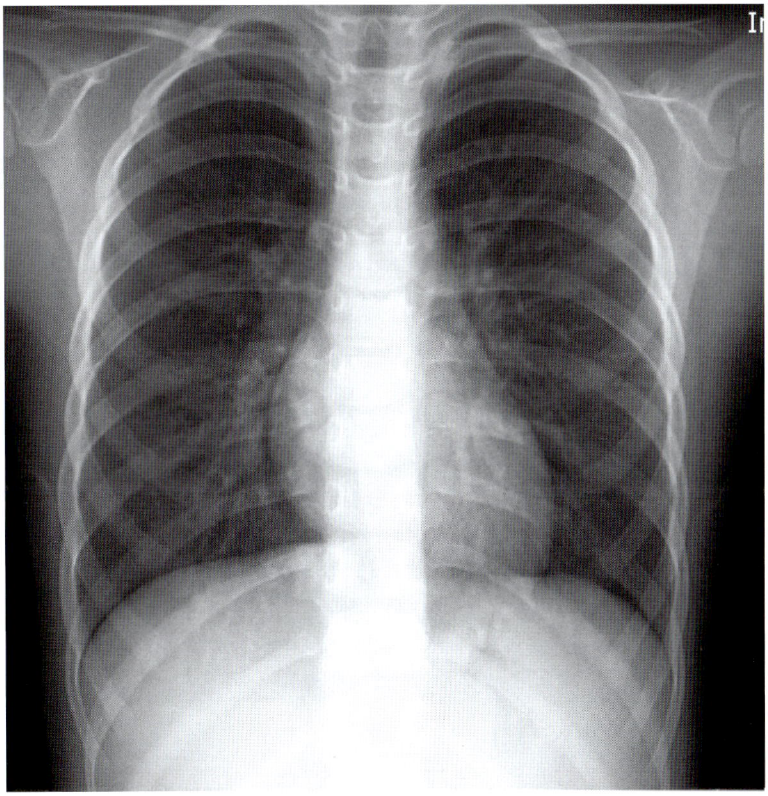

치류 후 정상 소견을 보임

Basal lung pn. 사례 5

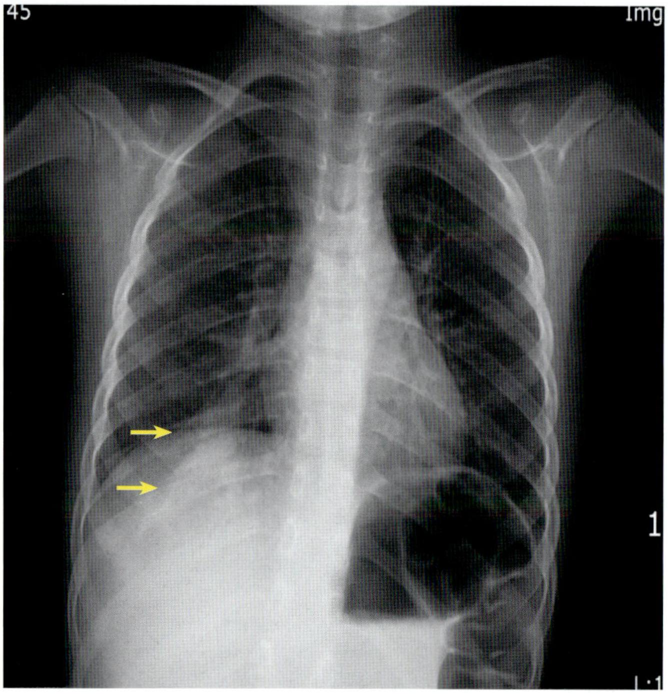

Peribronchial haziness in right basal lung

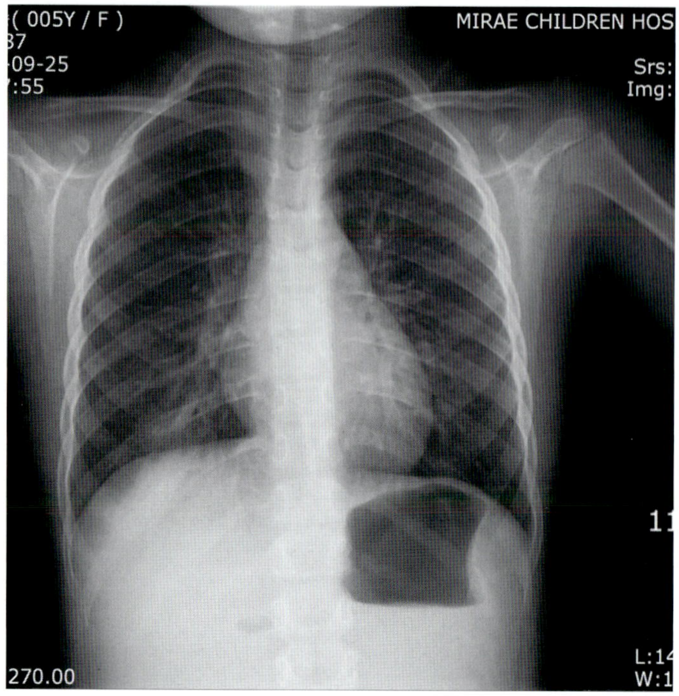

2 days f/u 후; 큰 변화가 없음

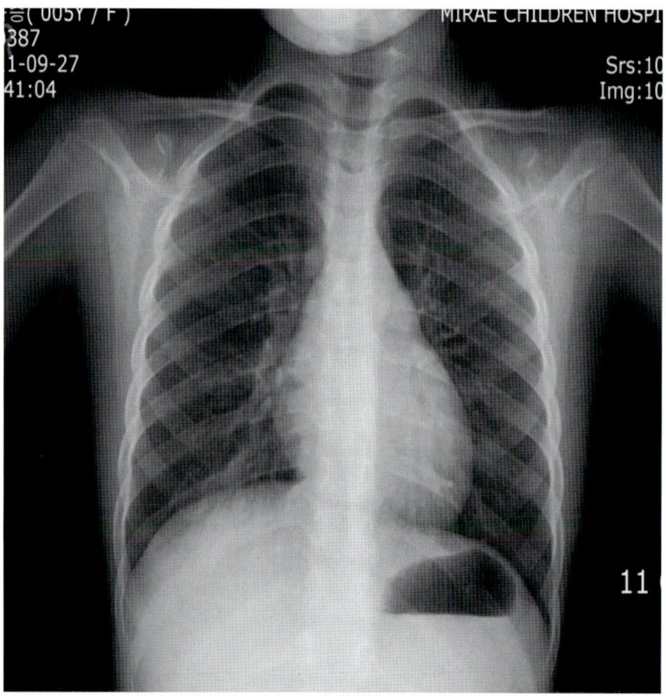

거의 정상 소견을 보임

Basal lung pn. 사례 6

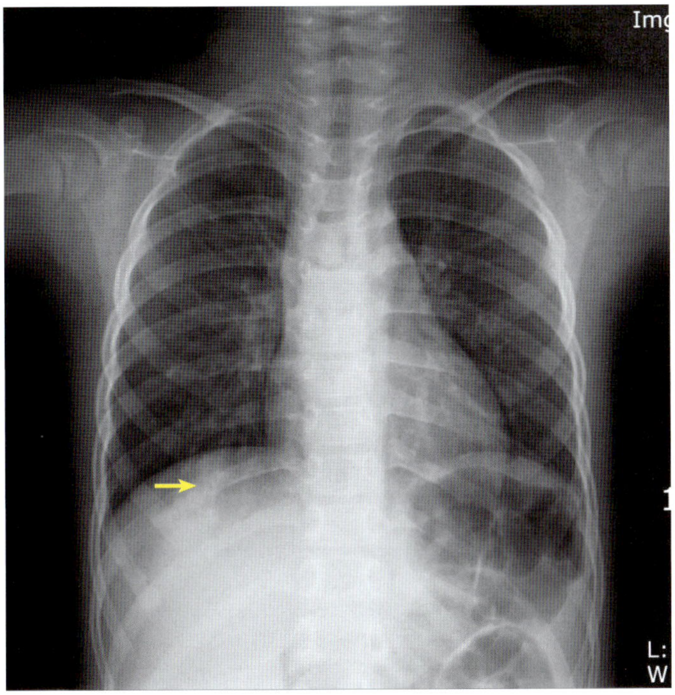

Peribronchial haziness in right basal lung

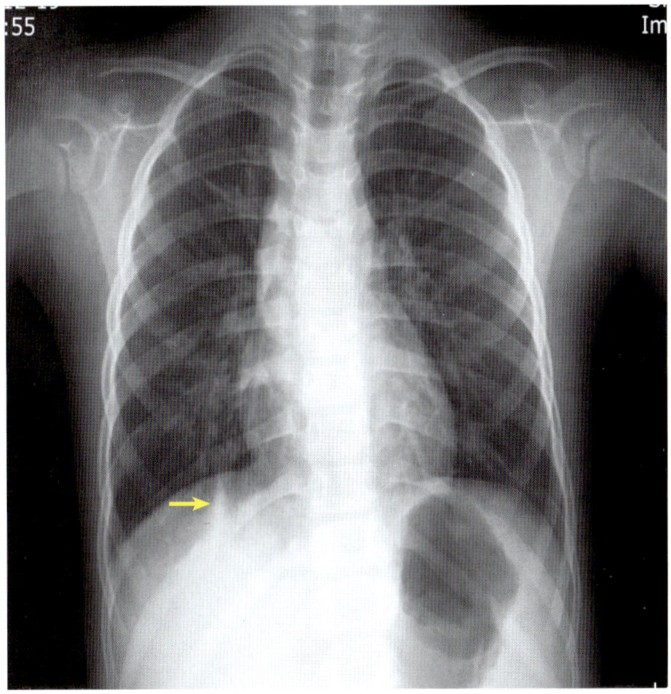

치료 후 호전을 보이나 아직도 약간의 peribronchial haziness가 남아 있음

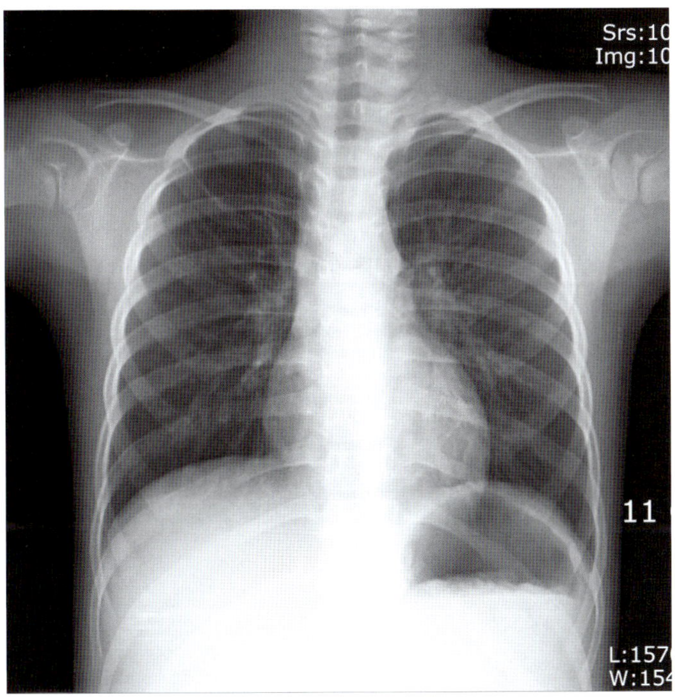

정상 소견을 보임

Basal lung pn. 사례 7

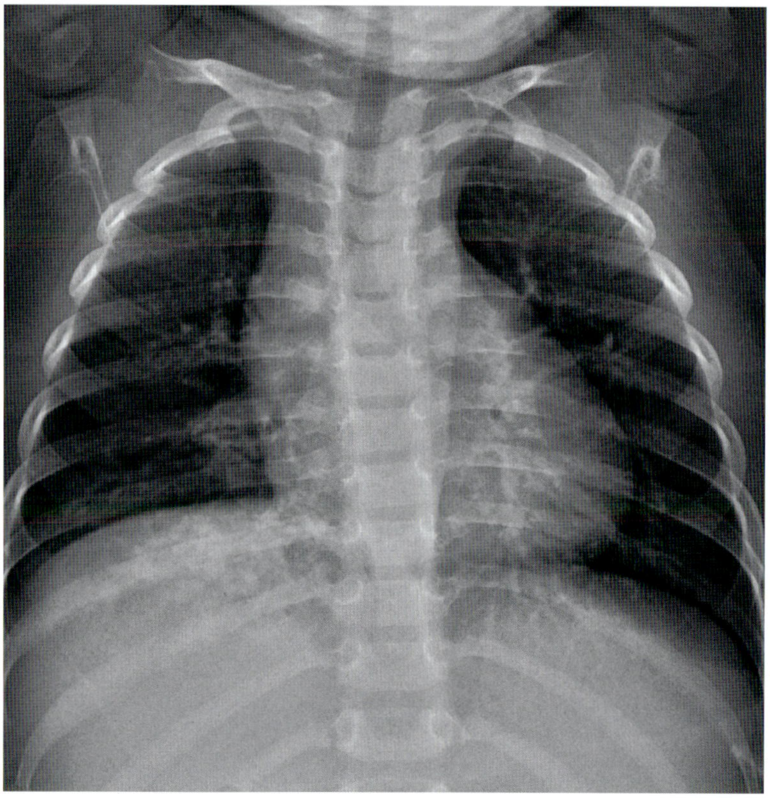

Peribronchial haziness in right basal lung

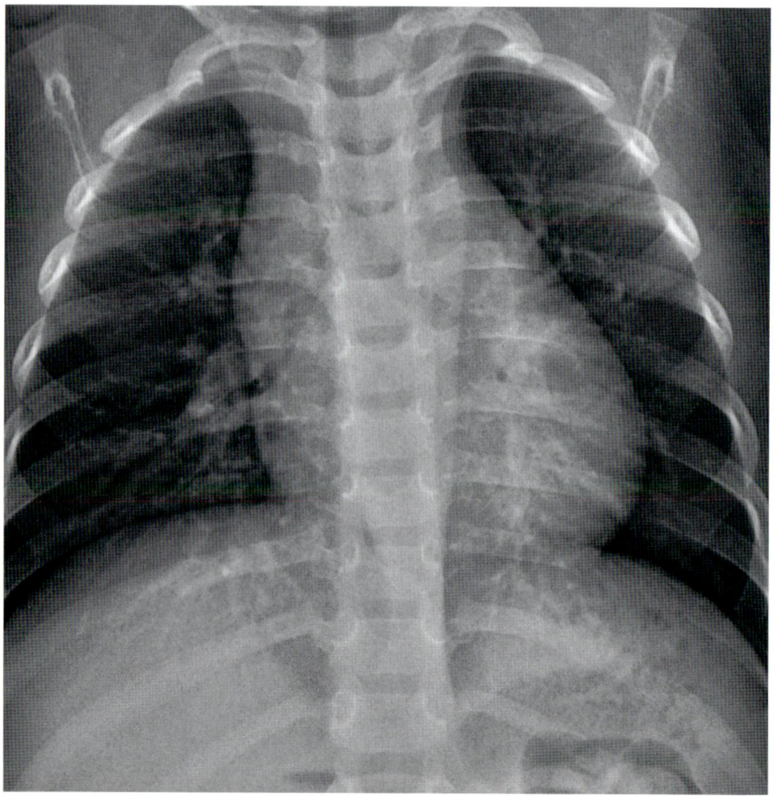

치료 후 정상 소견

Basal lung pn. 사례 8

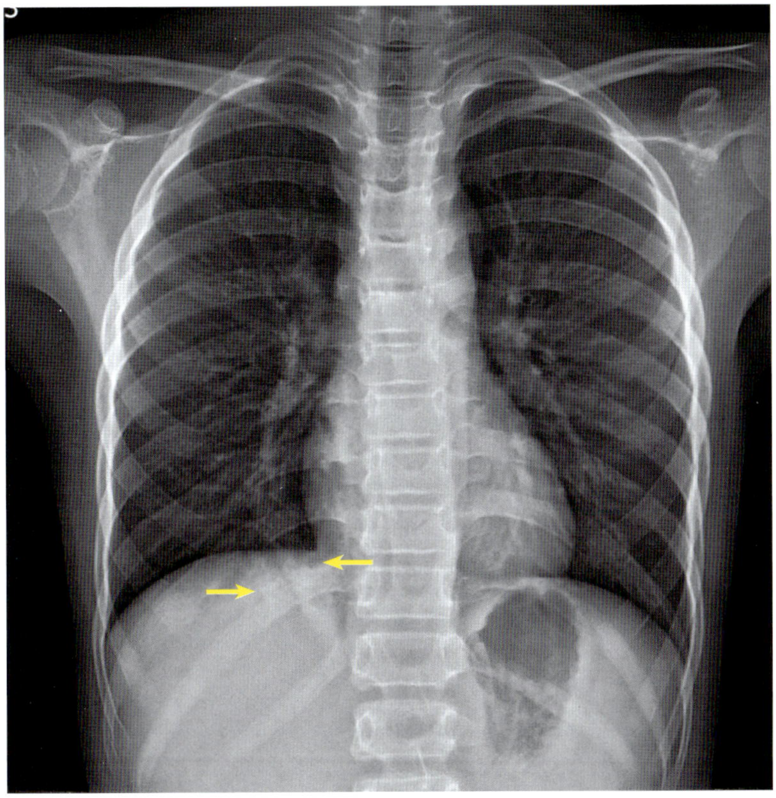

Peribronchial haziness in right basal lung

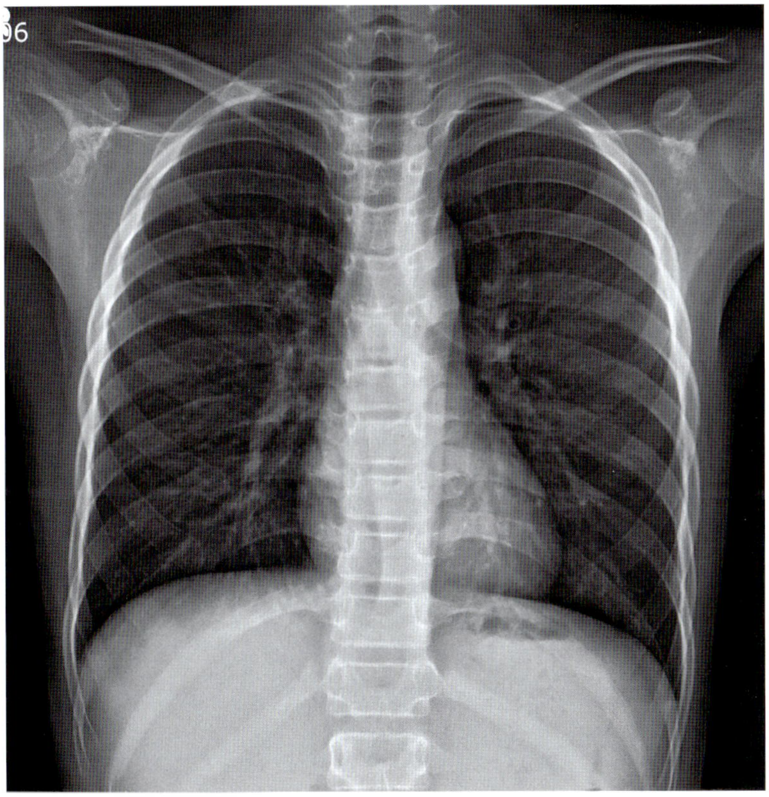

치료 후 정상 소견

Basal lung pn. 사례 9

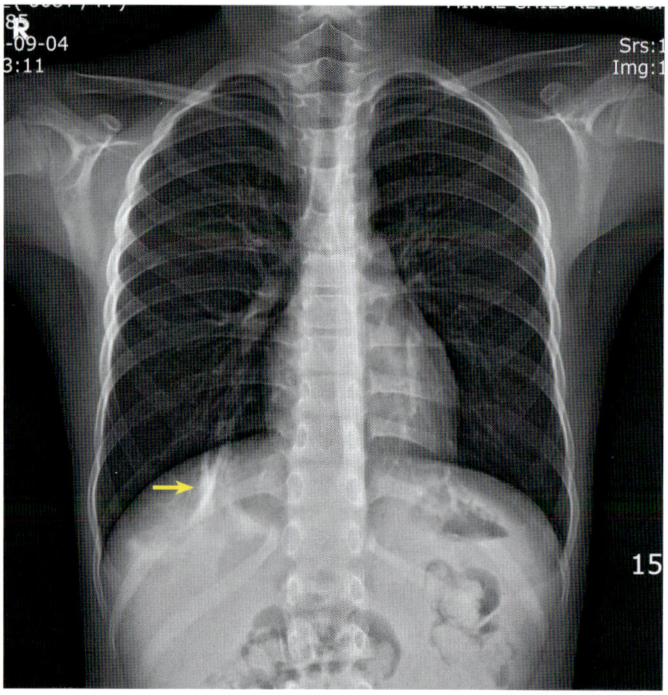

Peribronchial haziness in right basal lung

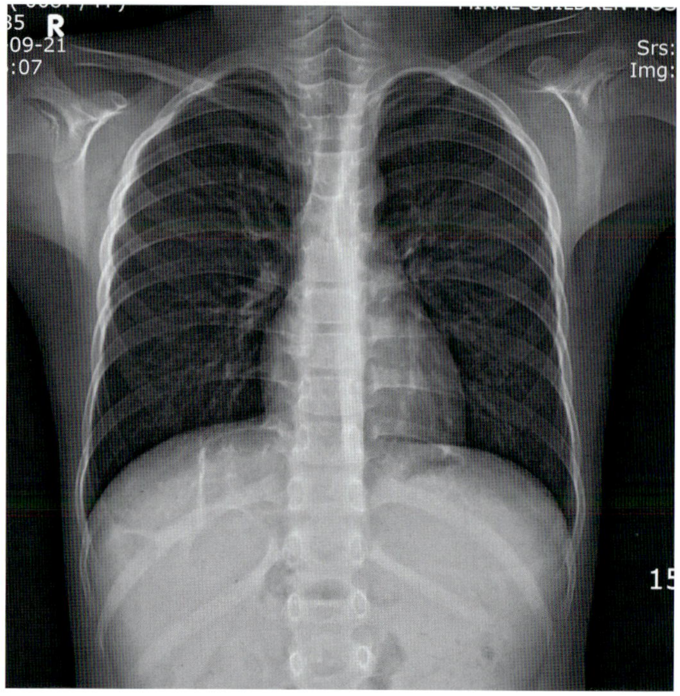

치료 후 호전을 보이나 아직도 약간의 peribronchial haziness가 남아 있음

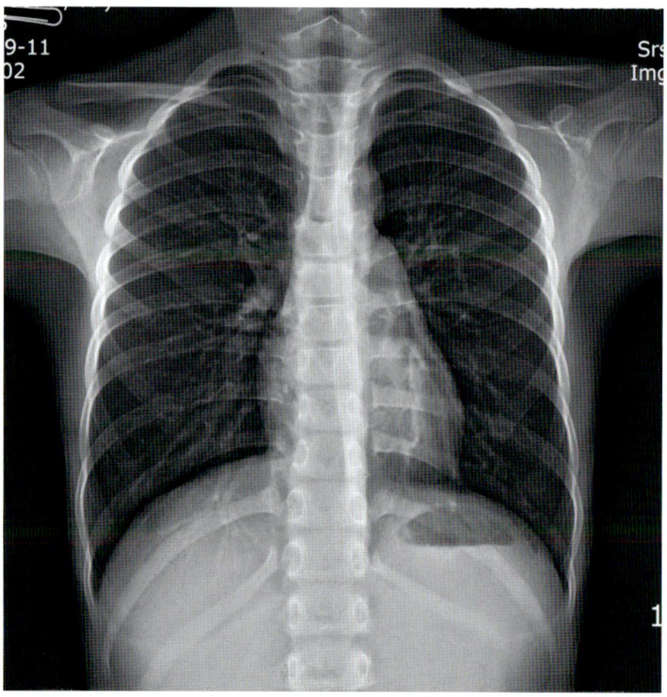

정상 소견을 보임

Basal lung pn. 사례 10

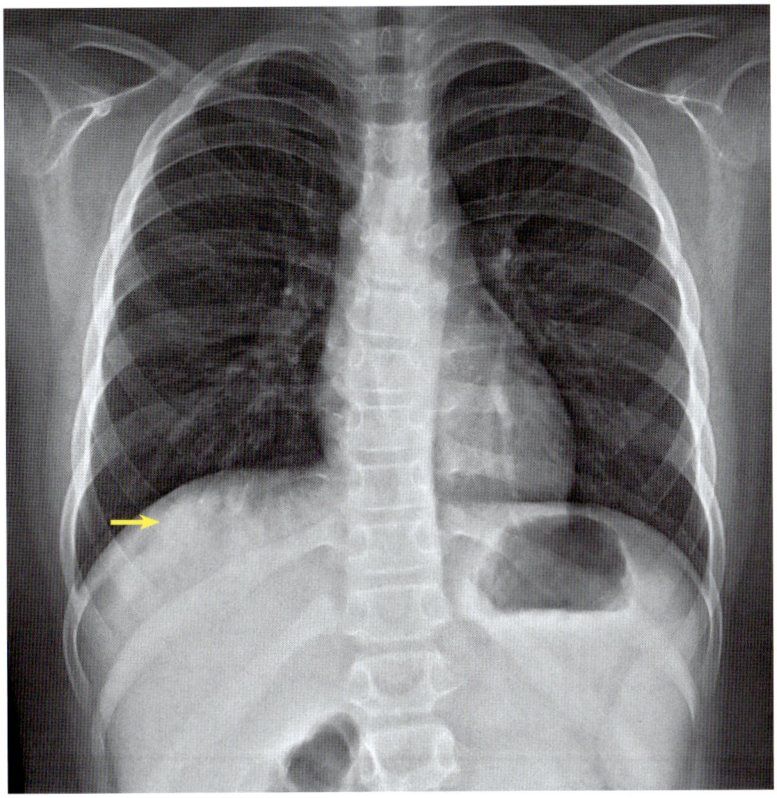

Peribronchial haziness in right basal lung

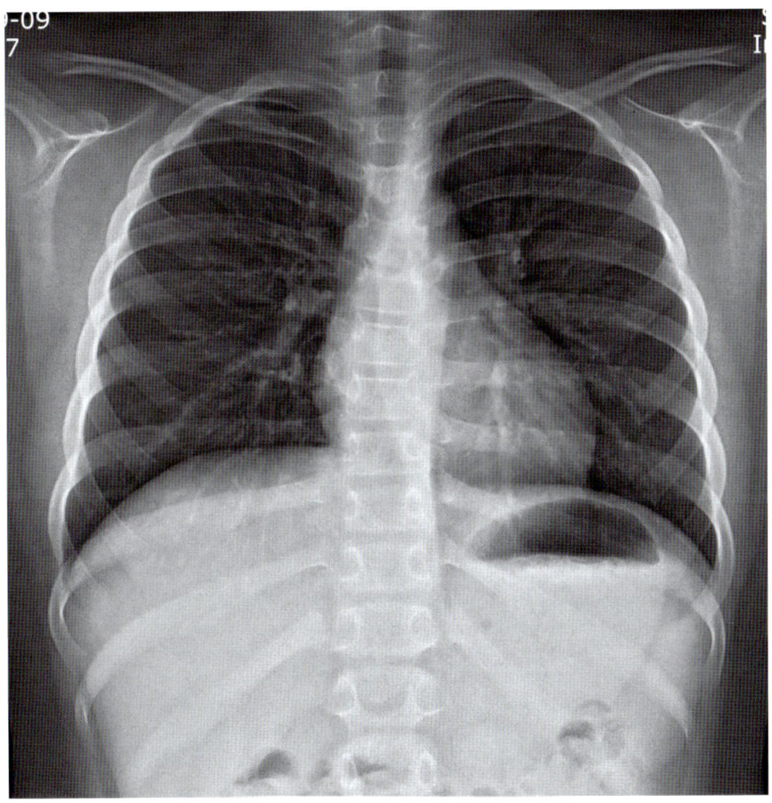

치료 후 정상 소견

Basal lung pn. 사례 11

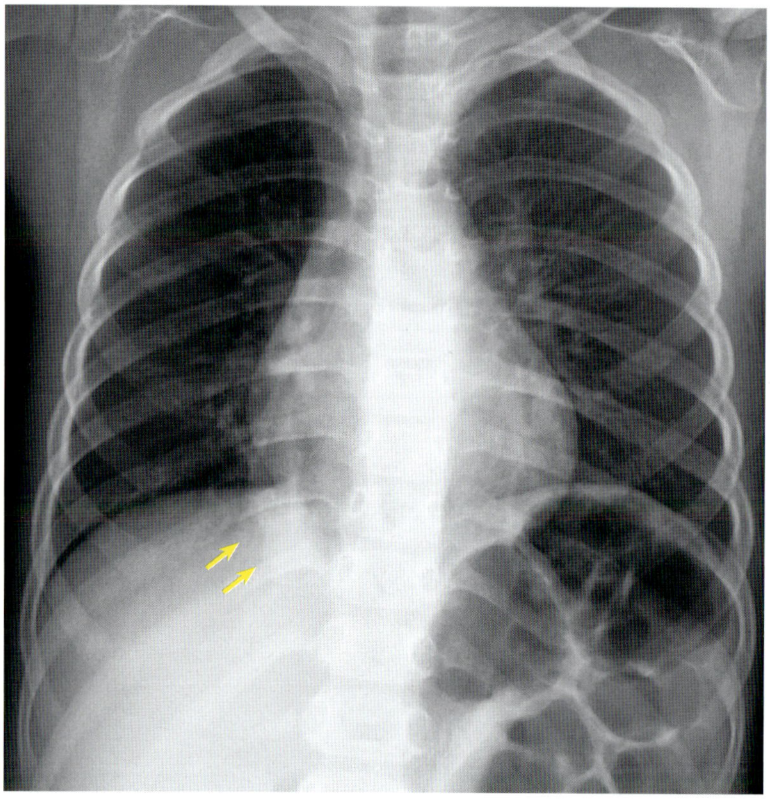

Hazy increased density in right basal lung

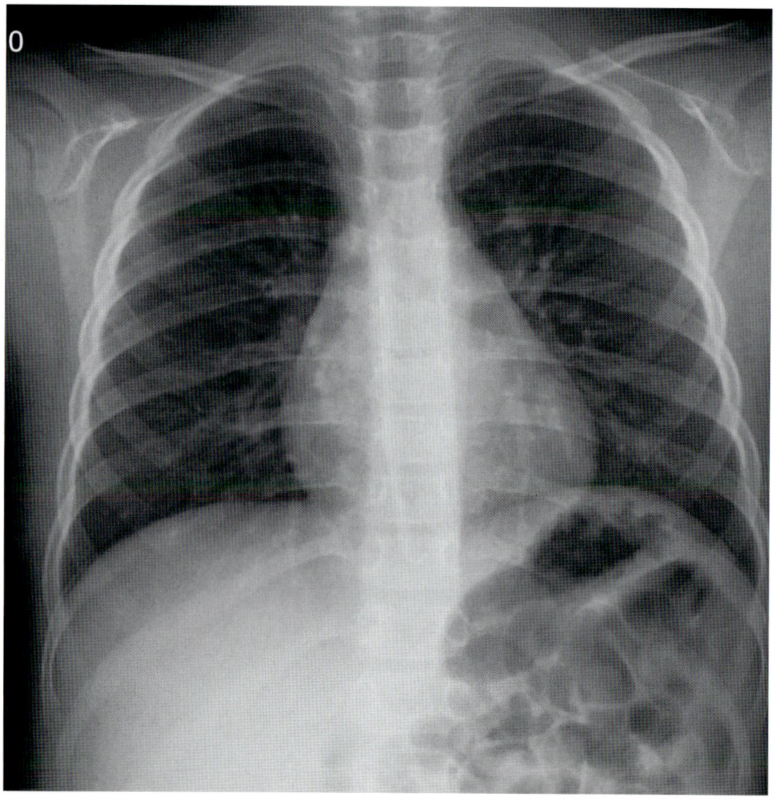

치료 후 정상 소견

Basal lung pn. 사례 12

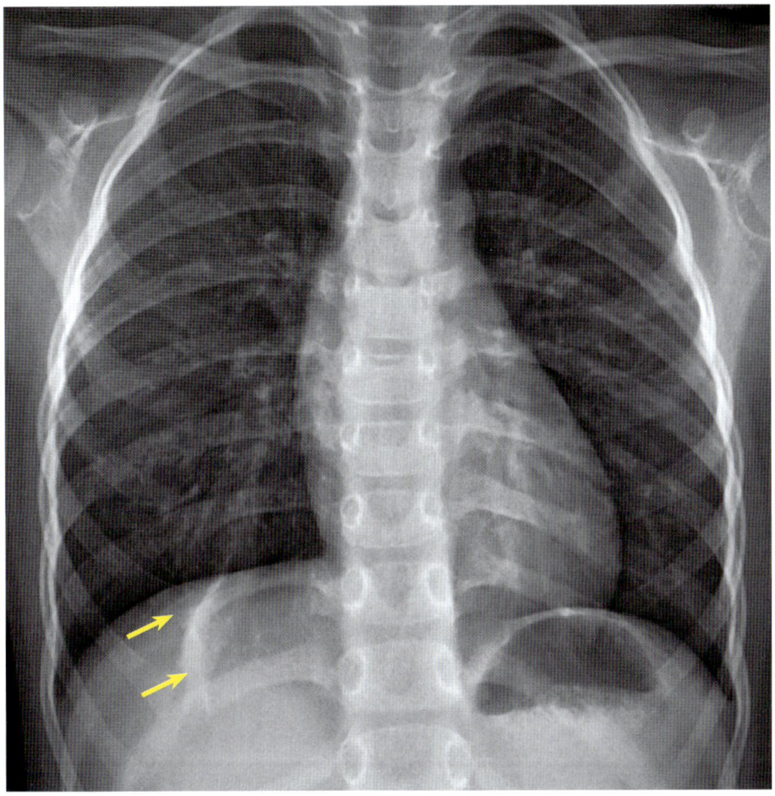

Hazy increased density in right basal lung

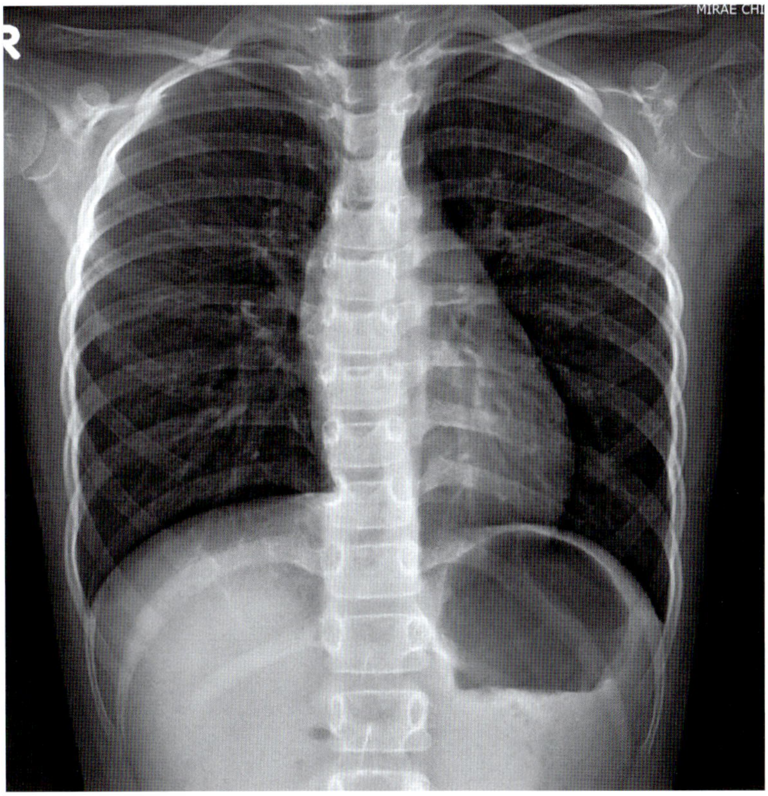

치료 후 정상 소견

Basal lung pn. 사례 13

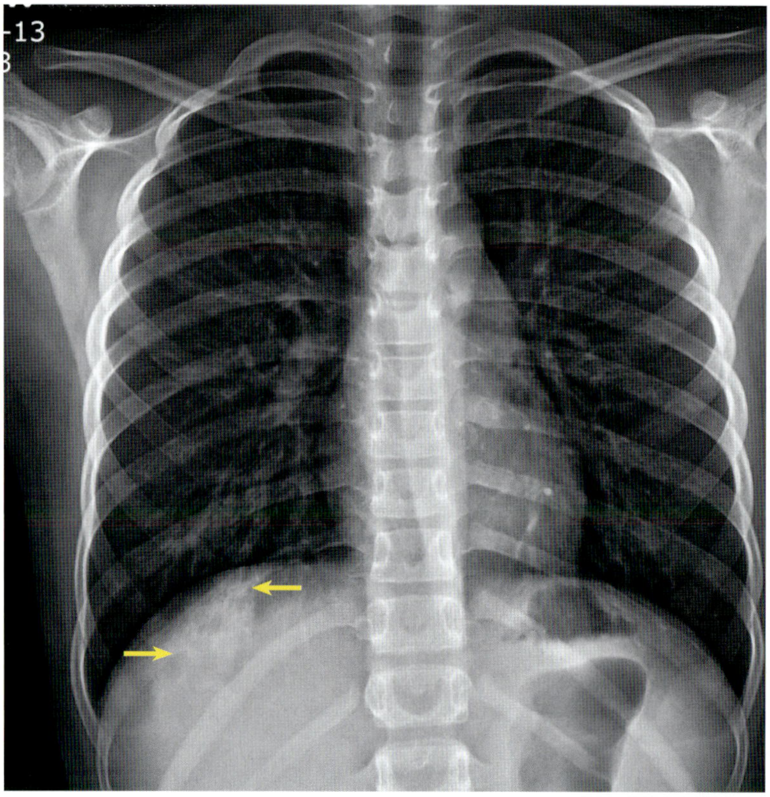

Hazy increased density in right basal lung

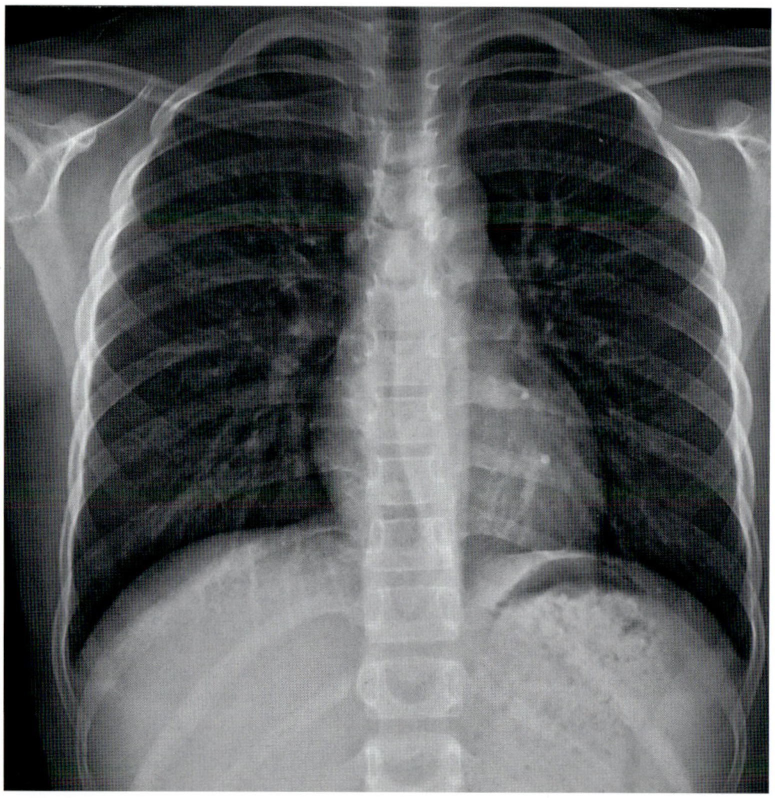

치료 후 정상 소견

Basal lung pn. 사례 14

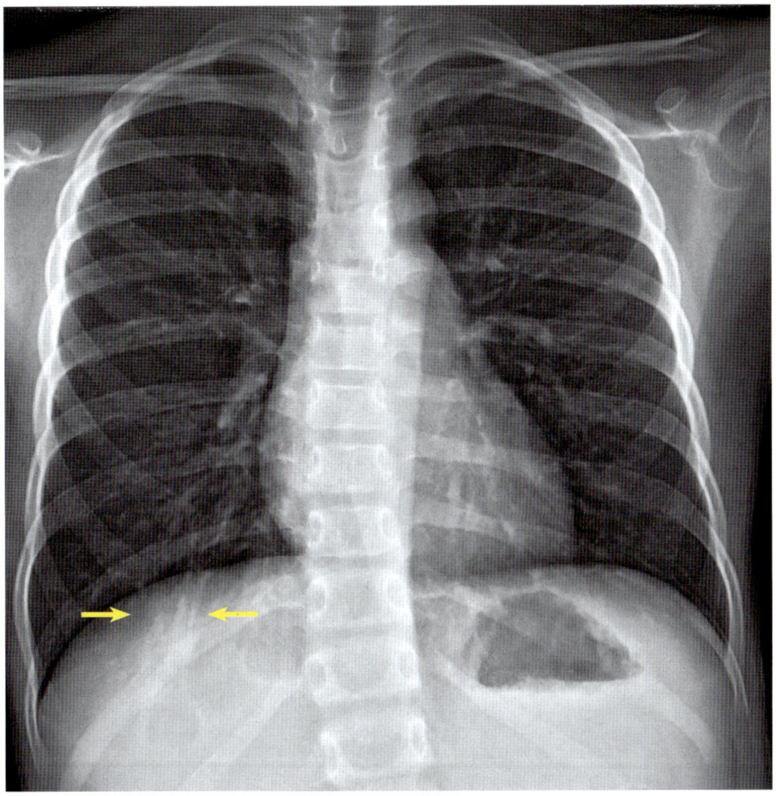

Peribronchial haziness in right basal lung

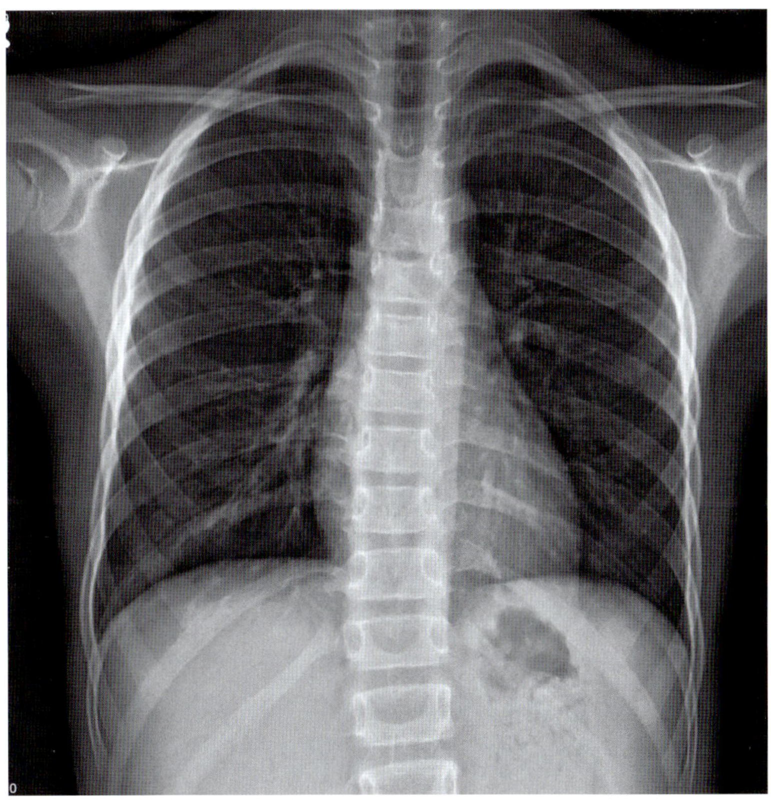

치료 후 정상 소견

Basal lung pn. 사례 15

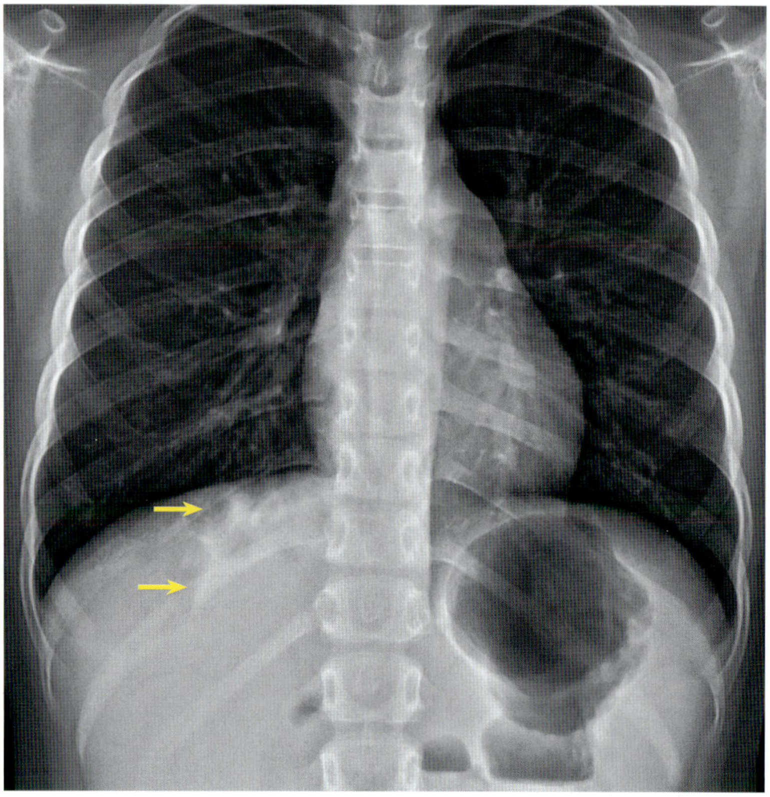

Peribronchial haziness in right basal lung

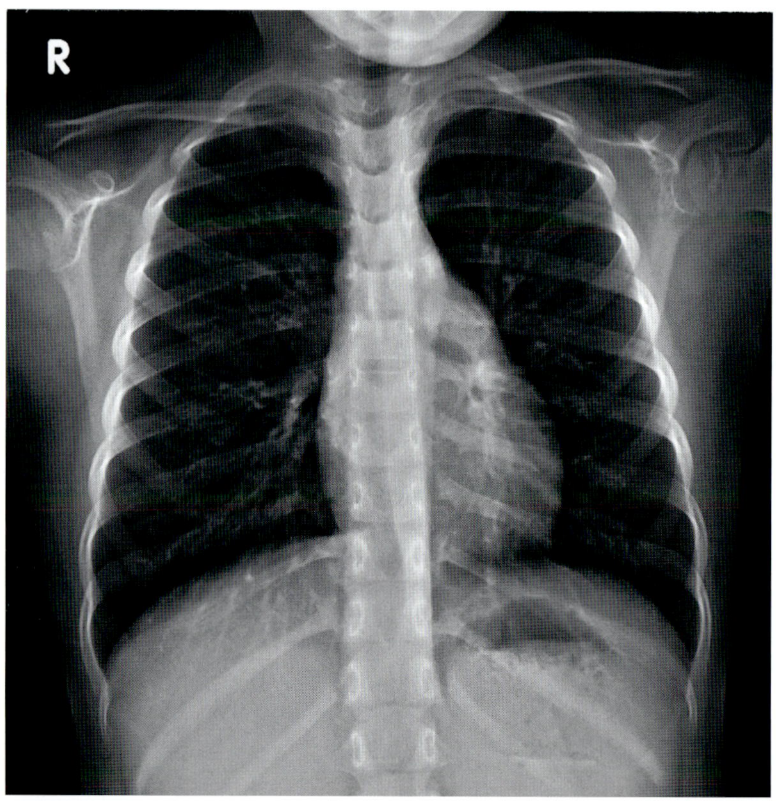

치료 후 정상 소견

Basal lung pn. 사례 16

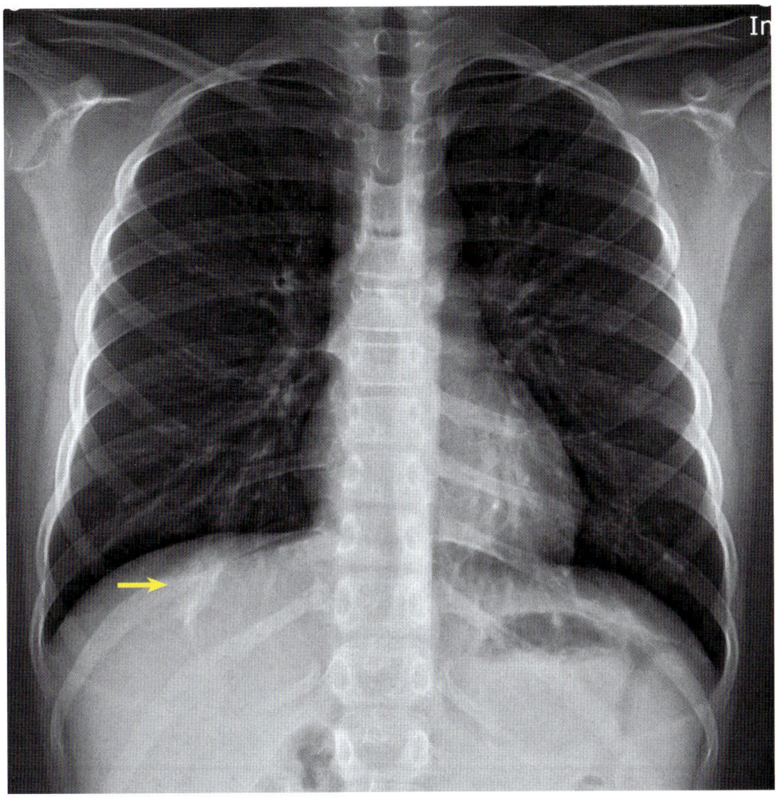

Peribronchial haziness in right basal lung

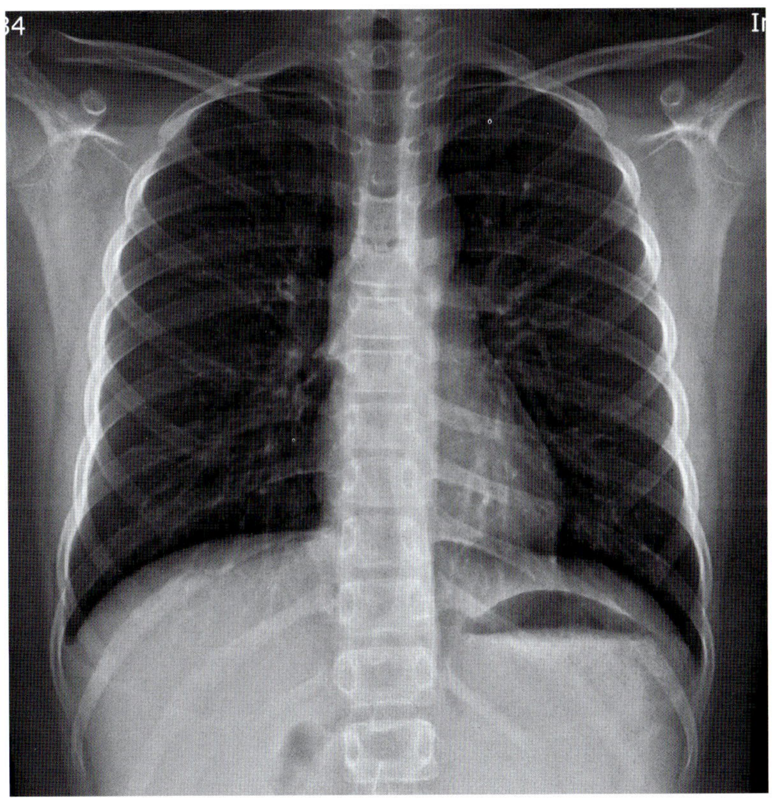

치료 후 정상 소견

Basal lung pn. 사례 17

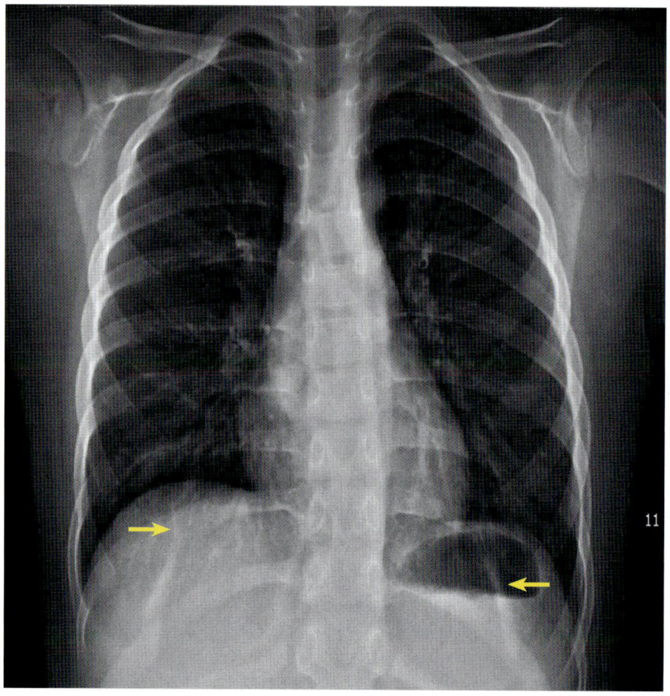

linear shaped increased density in both basal lung

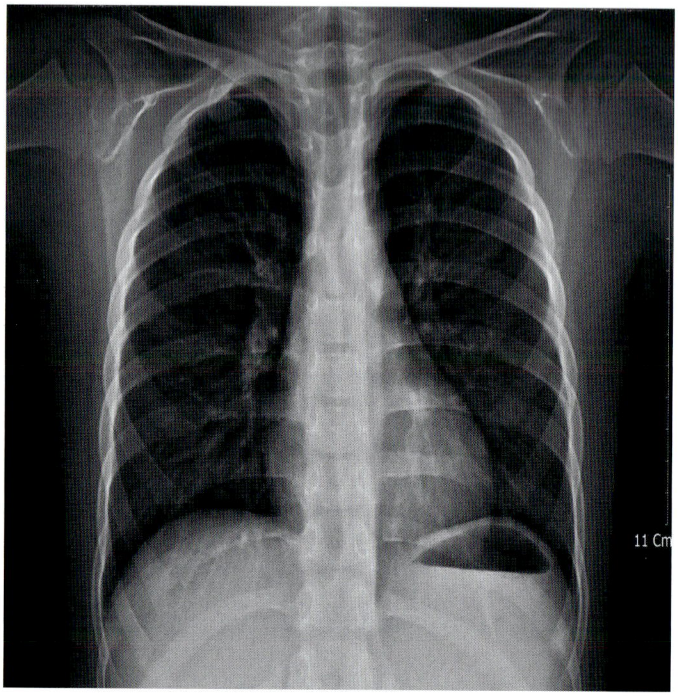

left basal lung에만 suspicious하게 haziness가 보이고 그 외는 호전됨

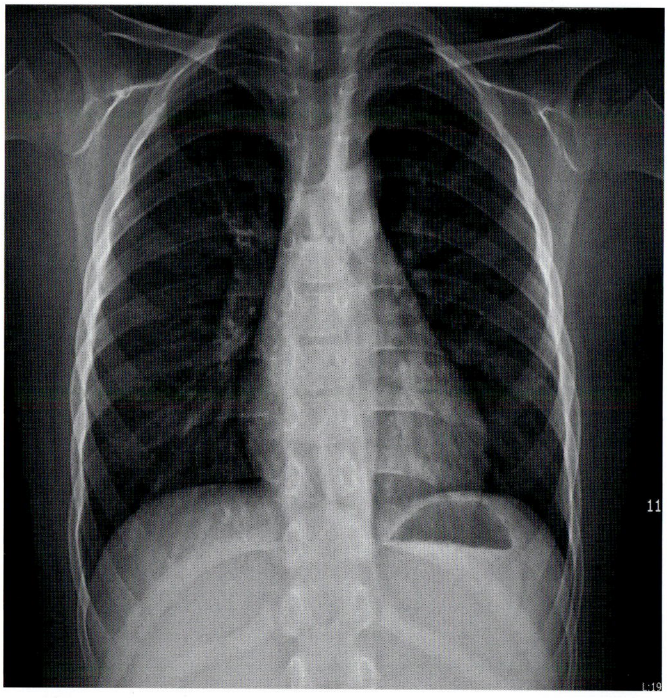

치료 후 정상 소견

5. LLL의 폐렴(Retrocardiac region)

Left lung field를 볼 때 heart 뒤쪽의 lung field를 잘 보도록 할 것

Retrocardiac lung pn.의 사례 1

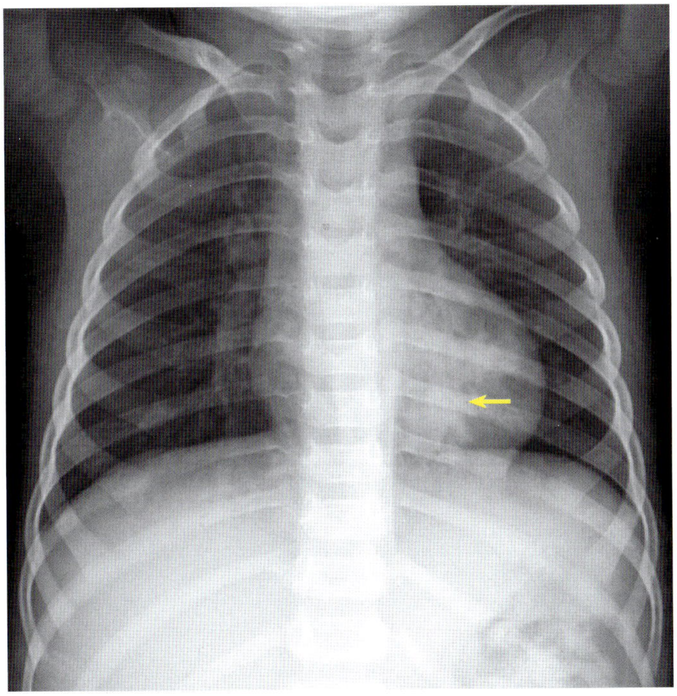

Peribronchial haziness in LLL(retrocardiac region)

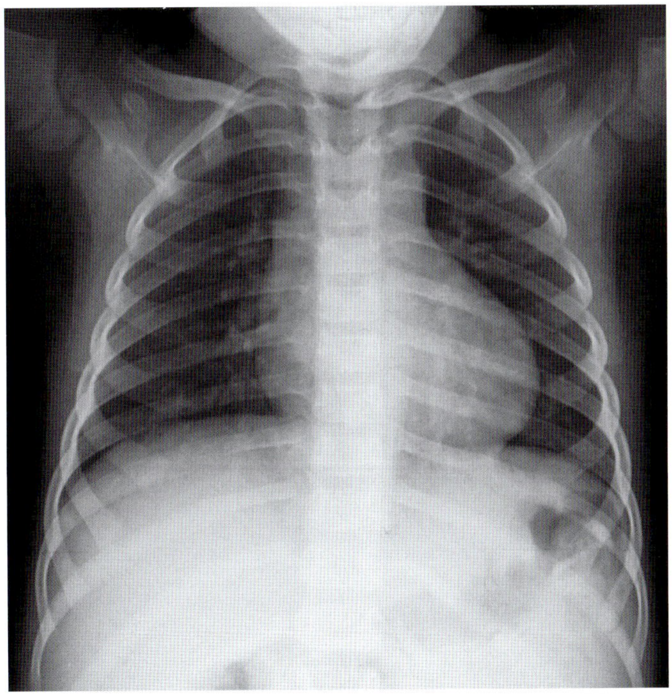

치료 후 정상 소견을 보임

Retrocardiac lung pn.의 사례 2

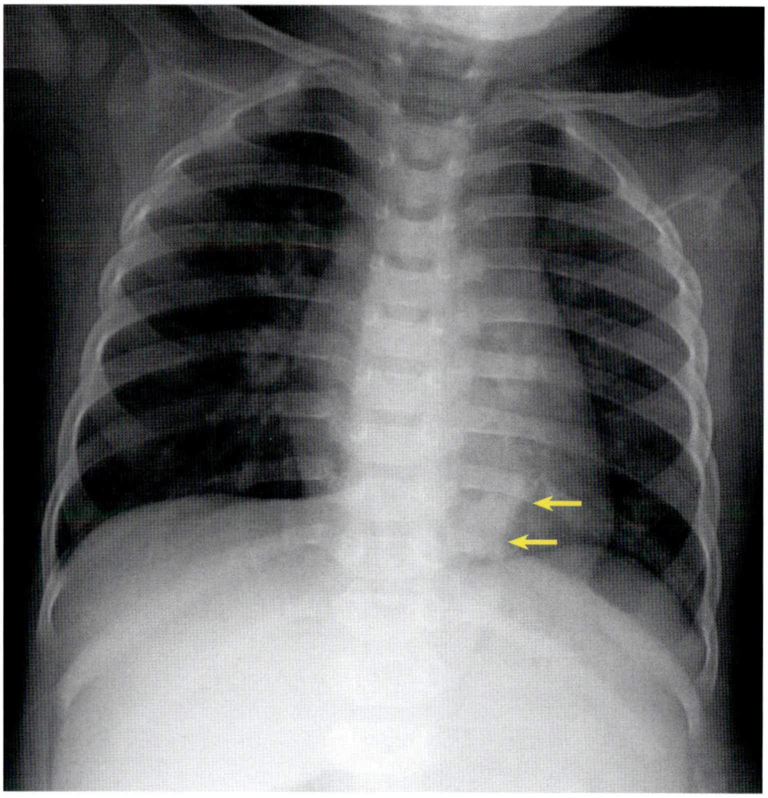

Peribronchial haziness in LLL(retrocardiac region)

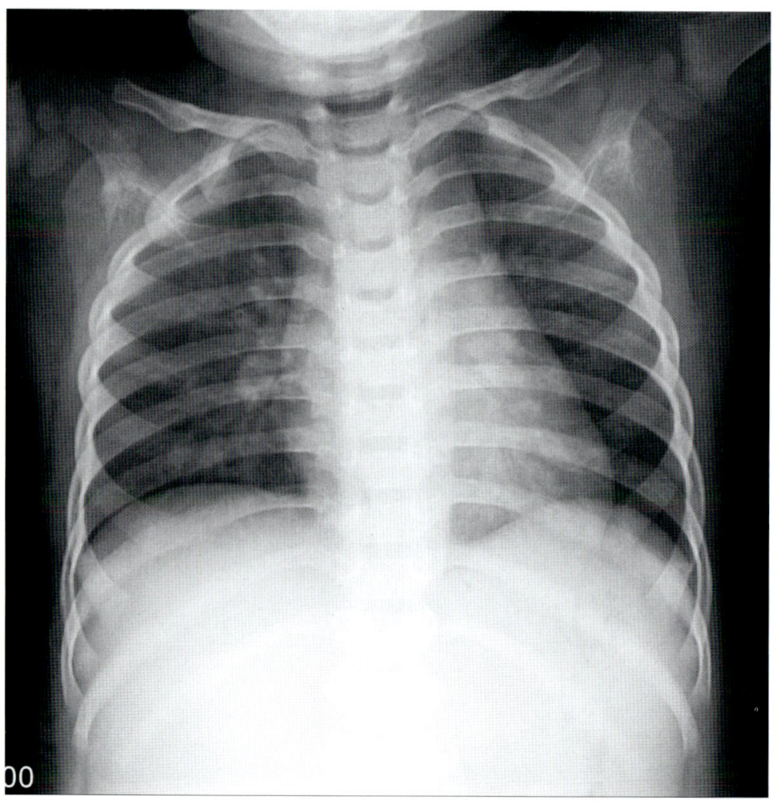

치료 후 정상 소견을 보임

Retrocardiac lung pn.의 사례 3

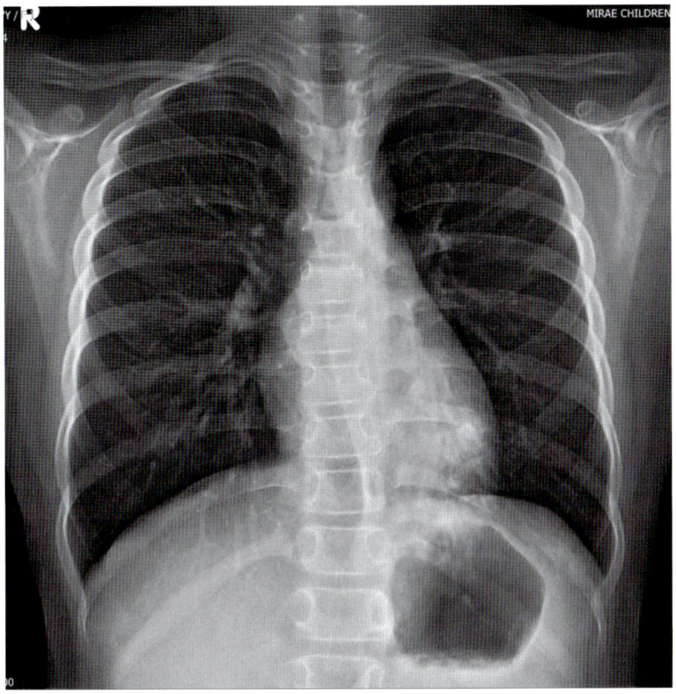

Peribronchial haziness in LLL(retrocardiac region)

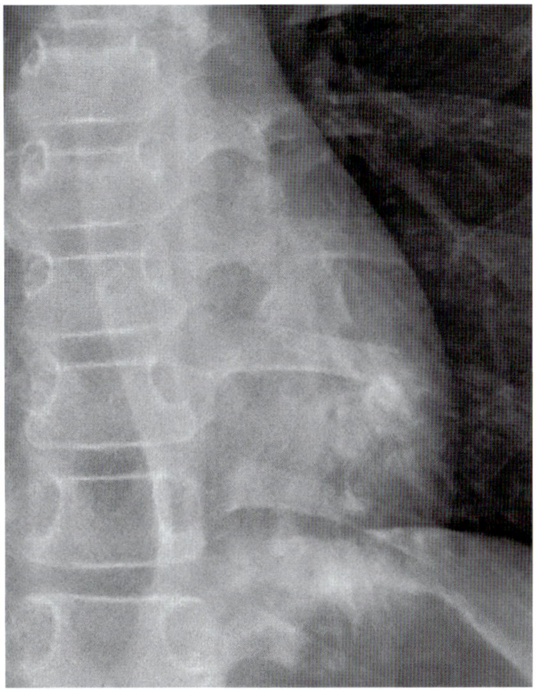

우측 사진을 확대한 사진

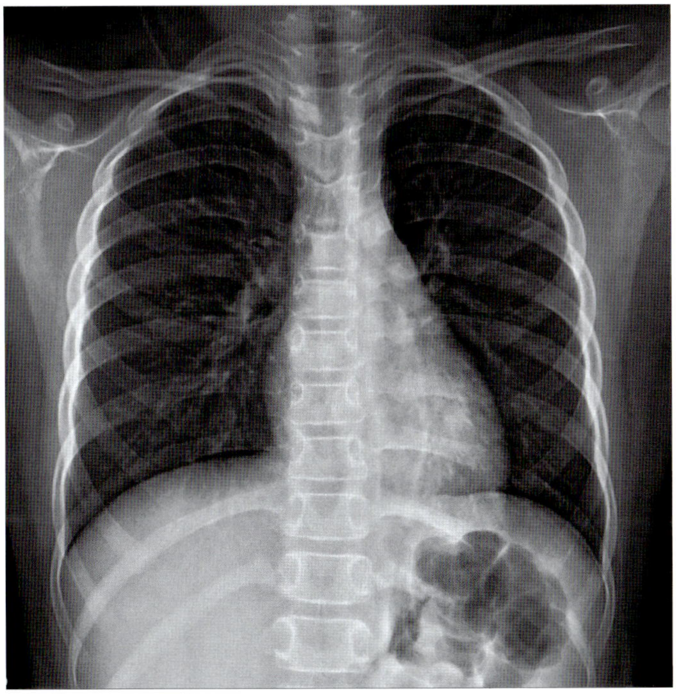

치료 후 정상 소견을 보임

Retrocardiac lung pn.의 사례 4

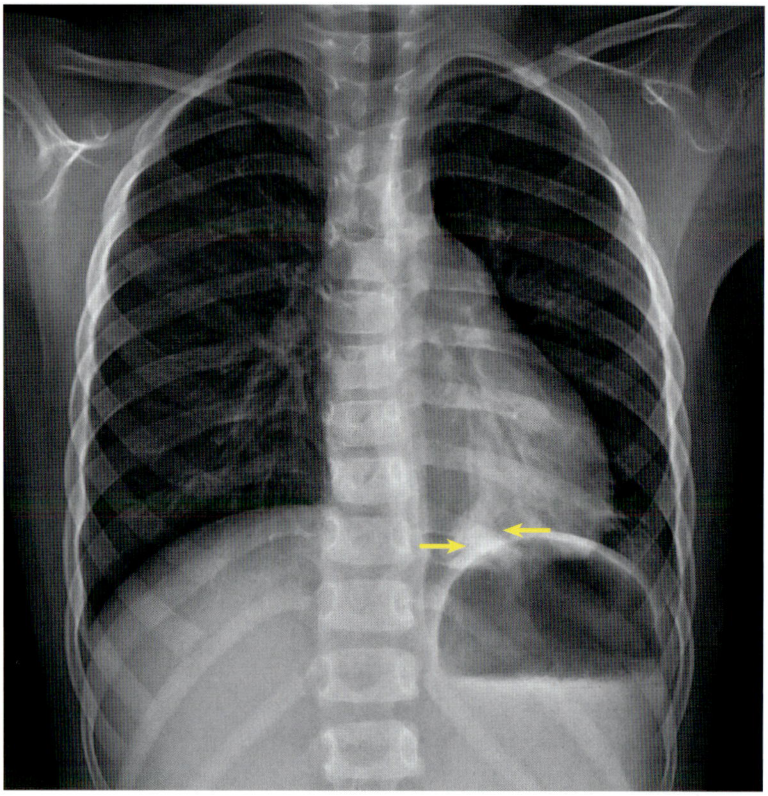

Peribronchial haziness in LLL(retrocardiac region)

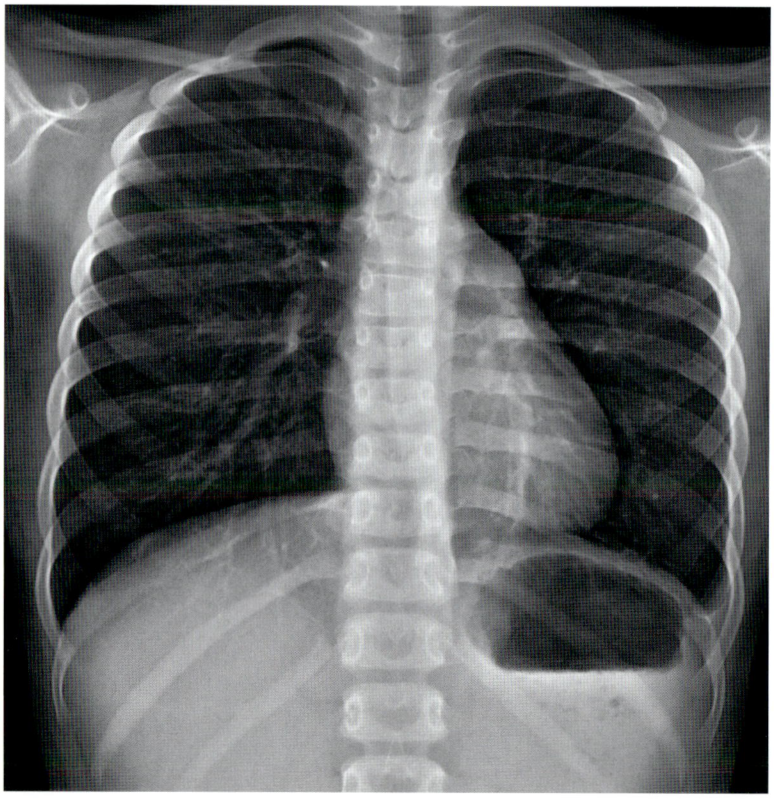

치료 후 정상 소견을 보임

Retrocardiac lung pn.의 사례 5

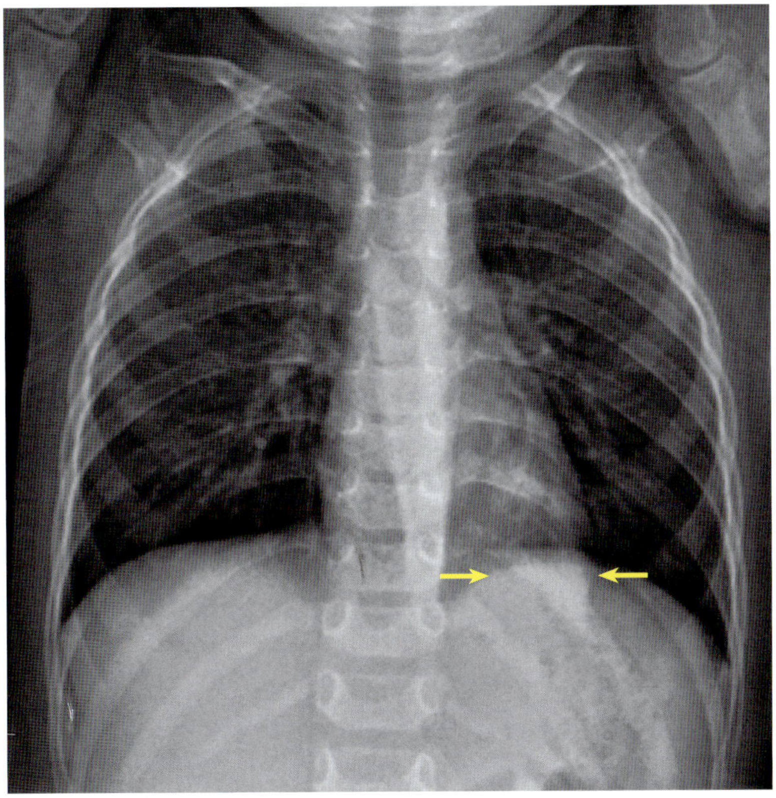

Peribronchial haziness in left basal lung

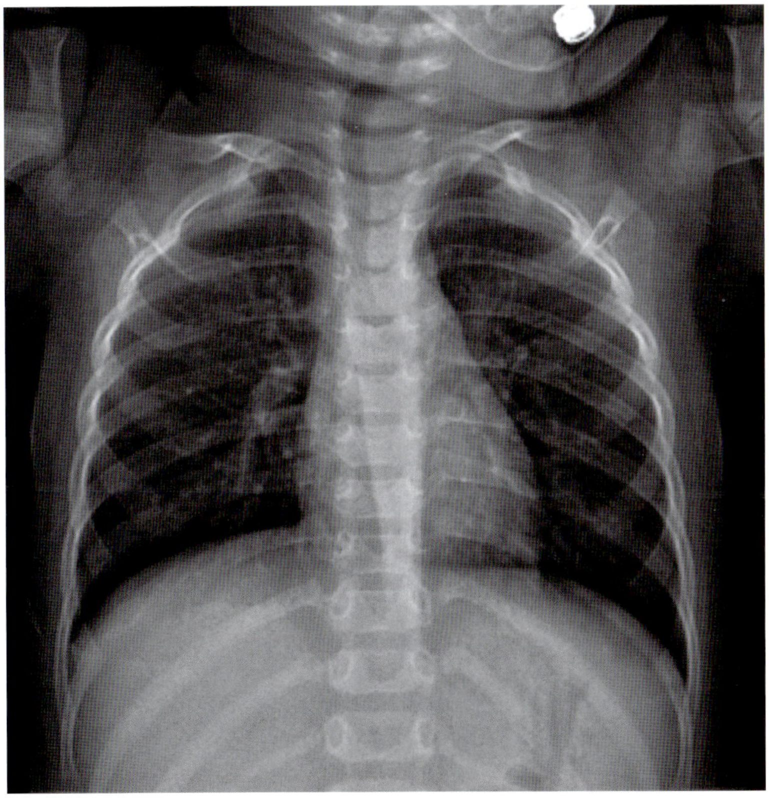

치료 후 정상 소견을 보임

Retrocardiac lung pn.의 사례 6

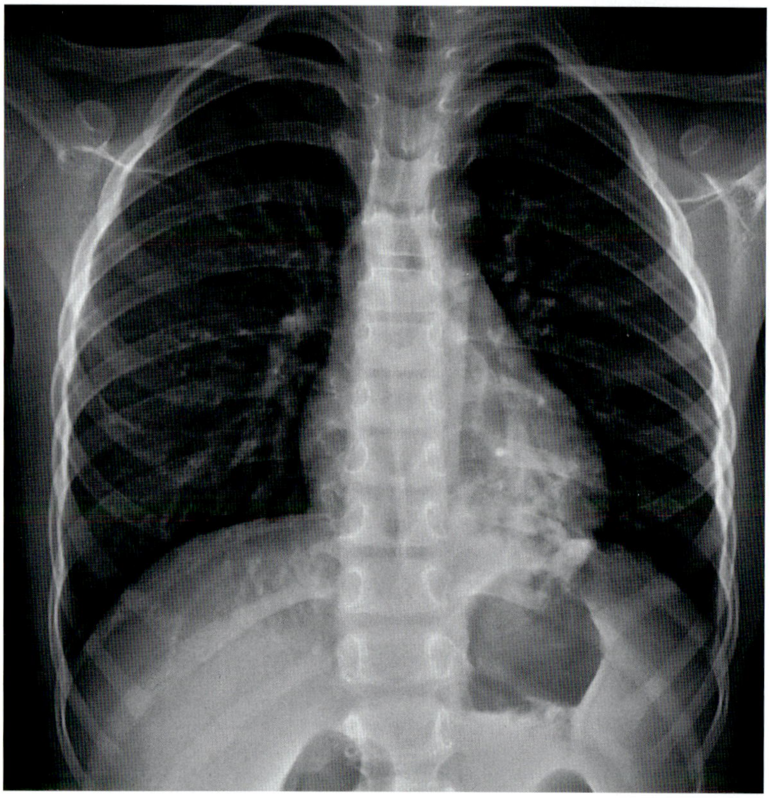

Peribronchial haziness in LLL(retrocardiac region)

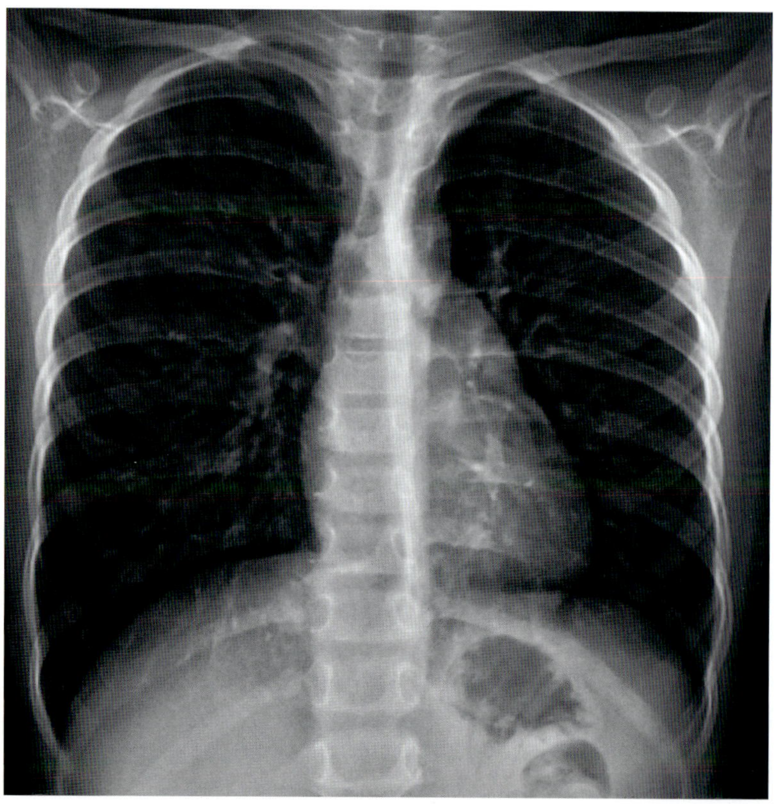

치료 후 정상 소견을 보임

Retrocardiac lung pn.의 사례 7

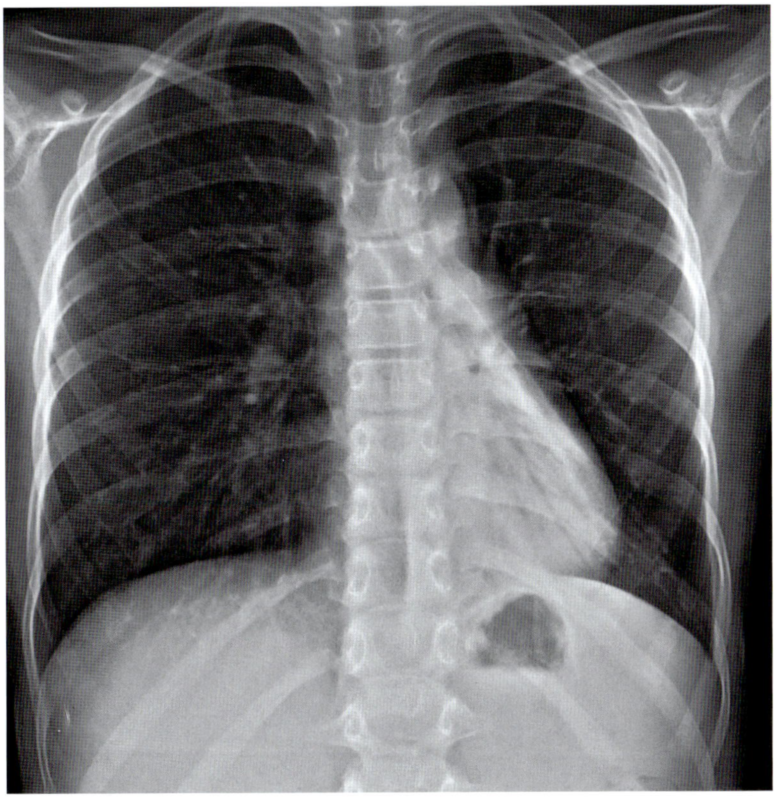

Ill-defind haziness with air-bronchogram in LLL(retrocardiac region)

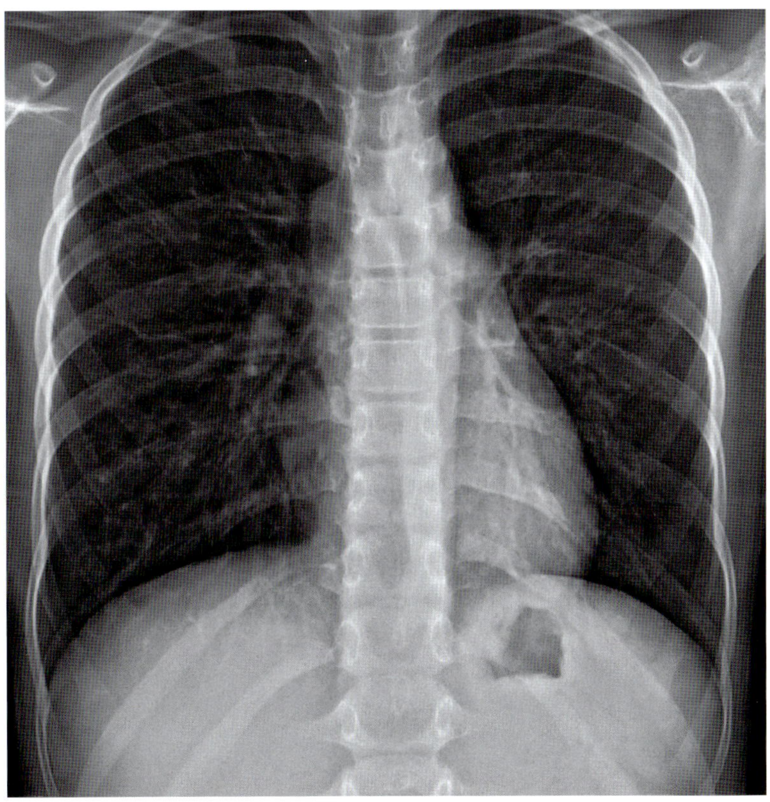

치료 후 정상 소견을 보임

Retrocardiac lung pn.의 사례 8

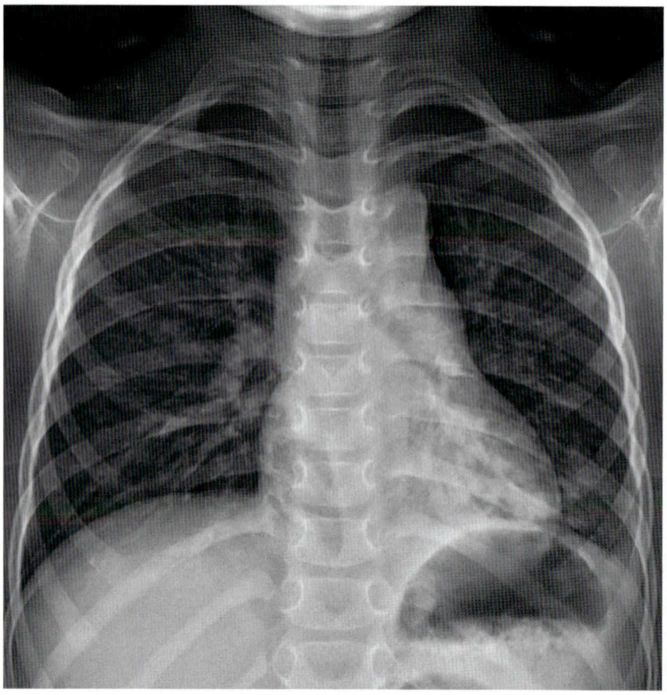

Peribronchial haziness in LLL

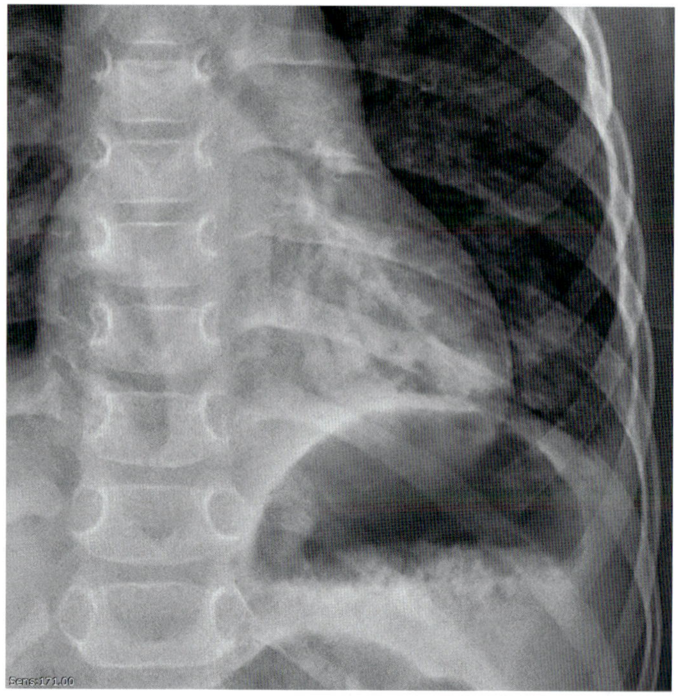

확대 사진임

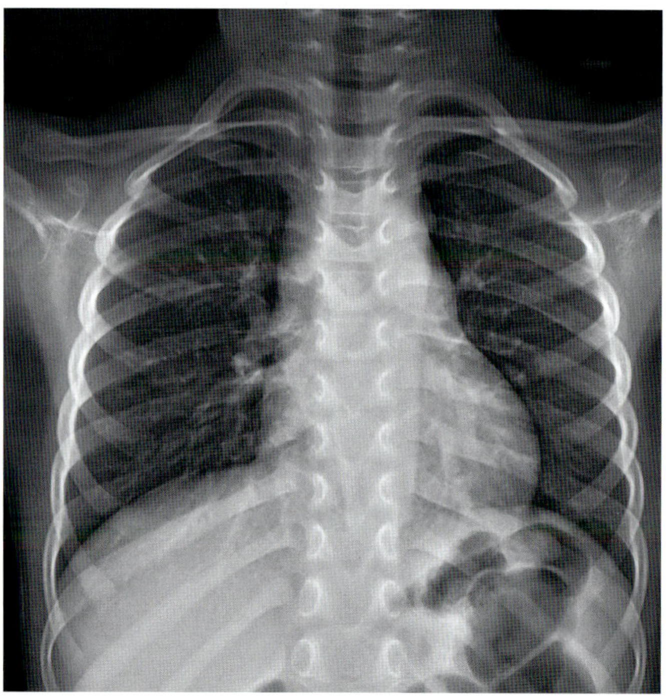

치료 후 정상 소견을 보임

6. Air-Bronchogram

Bronchus 주위로 alveolar sac이 있어 같은 air로 채워져 있을 경우에는 bronchus가 보이지 않으나 폐렴으로 alveolar내에 염증세포로 채워지면 bronchus가 보여서 air-bronchogram이라 하며 lung에서 air-bronchogram이 보이면 다른 mass density와 구별이 쉬워진다.

Air-bronchogram을 보이는 사례들

Air-bronchogram사례 1

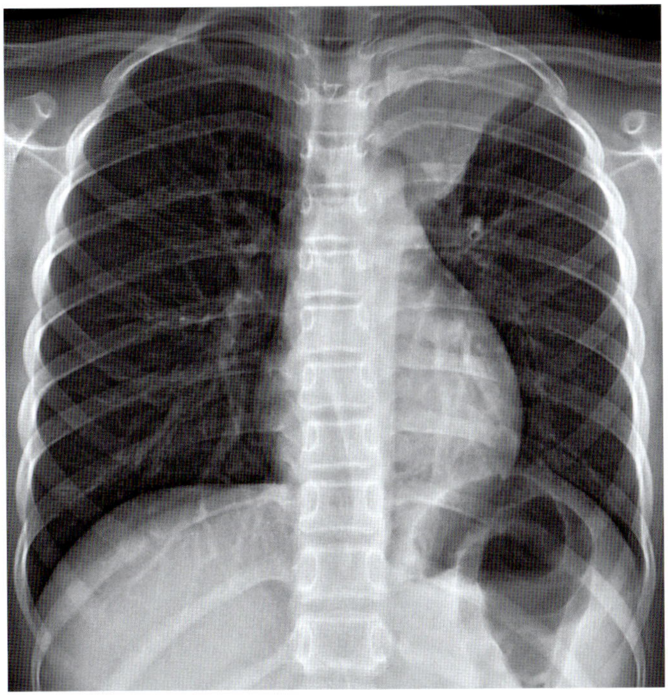

Relatively homogenous increased dednsity with air-bronchogram in LUL.

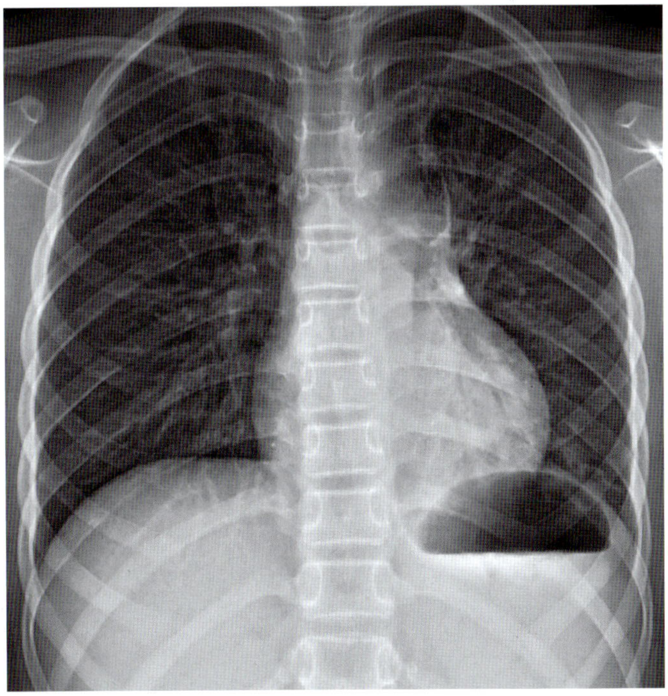

치료 후 정상 소견을 보임

Air-bronchogram사례 2

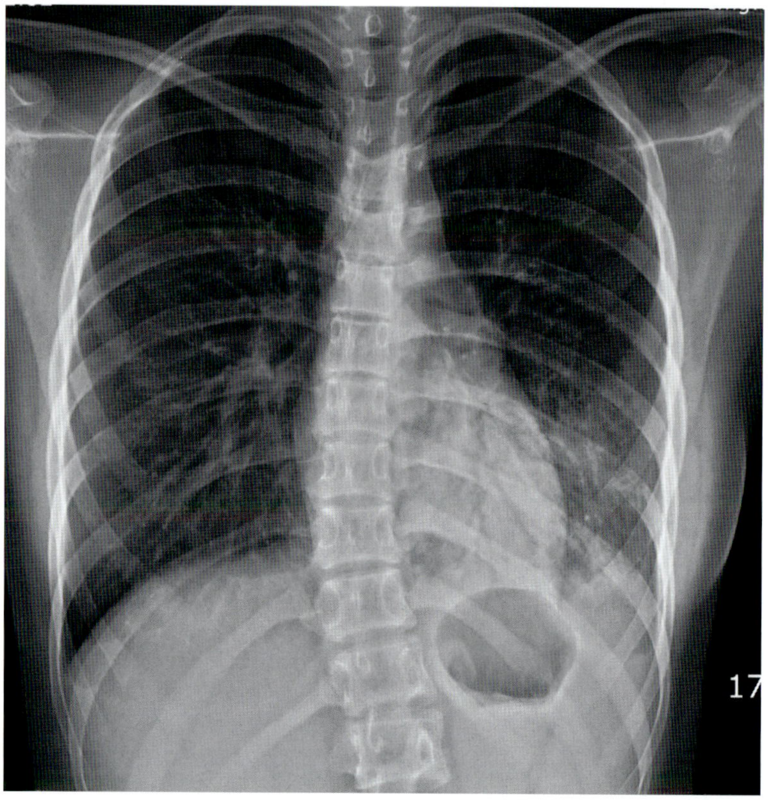

Peribronchial haziness with air-bronchogram in LLL

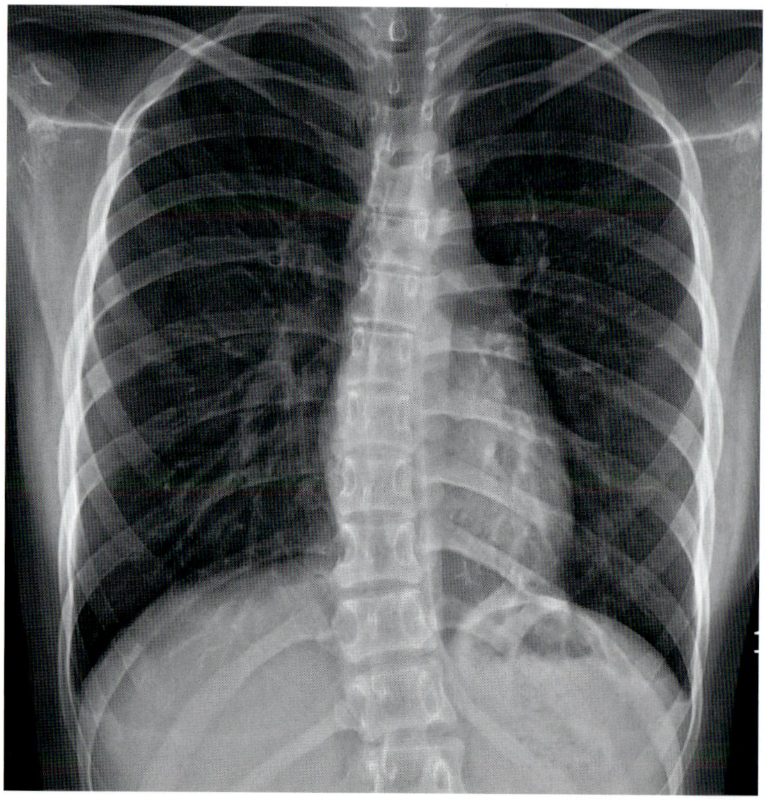

치료 후 정상 소견을 보임

Air-bronchogram사례 3

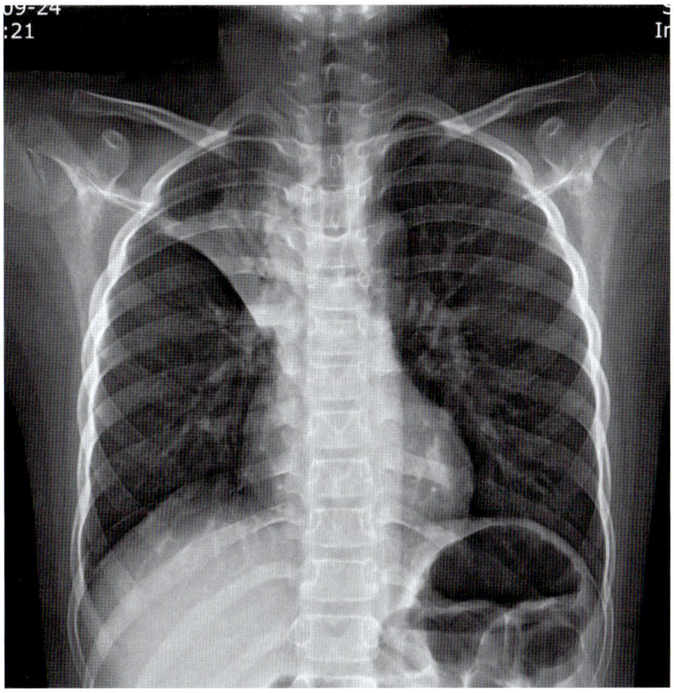

Increased density with air-bronchogram in RUL.

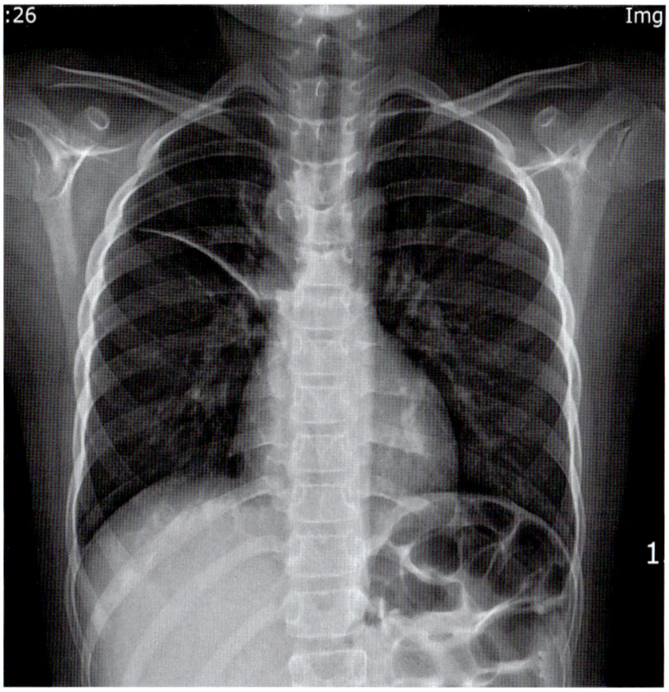

거의 치료가 되어 RUL에 linear shaped increased density만 보임

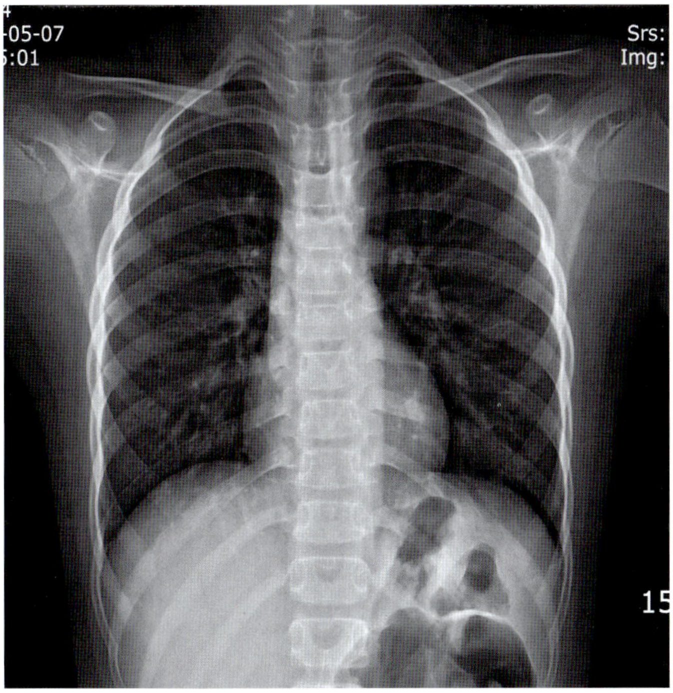

치료 후 정상 소견을 보임

7. Lateral film의 필요성

측면 사진은 정면 사진에 비해 방사선 피폭량이 더 많아 routine으로 찍을 필요는 없으나, 간혹 폐렴인지 무기폐인지 구별이 어렵거나 다른 mediastinal 구조물과 겹쳐서 잘 보이지 않을 때는 필요함.

Right lateral film과 left lateral film의 구별법

- right lateral film은 right diaphragm이, left lateral film은 left diaphragm이 위쪽에서 보임.
- right diaphragm은 diaphragm 전체가 보이는 반면, left diaphragm은 heart 때문에 전체가 보이지 않으며 바로 아래에 stomach gas가 보여서 구분이 됨.

결론적으로 diaphragm의 전체가 모두 보이는 diaphragm이 위에 보이면 right lateral film이고, diaphragm의 뒤쪽만 잘 보이면서 바로 아래에 stomach gas가 보이는 diaphragm이 위에 보이면 left lateral film임.

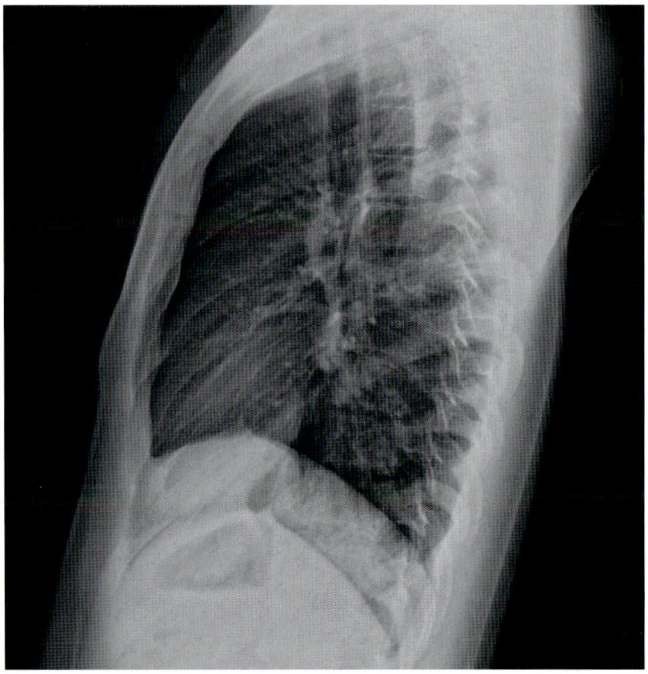

Gas filled stomach가 보이는 diaphragm이 아래에 있고 전체가 잘 보이는 diaphragm이 위쪽에 있어 이 film은 right lateral film임

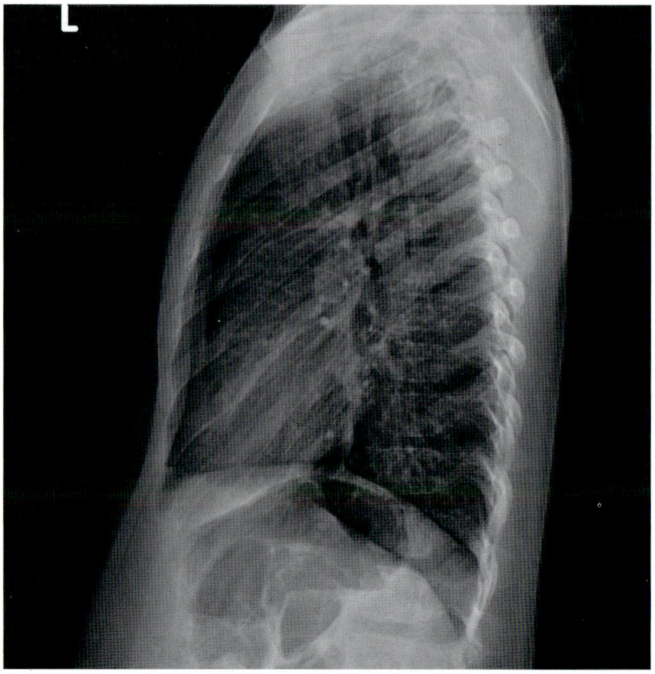

Gas filled stomach가 보이는 diaphragm이 위쪽에 위치해 있어서 이 film은 left lateral film임

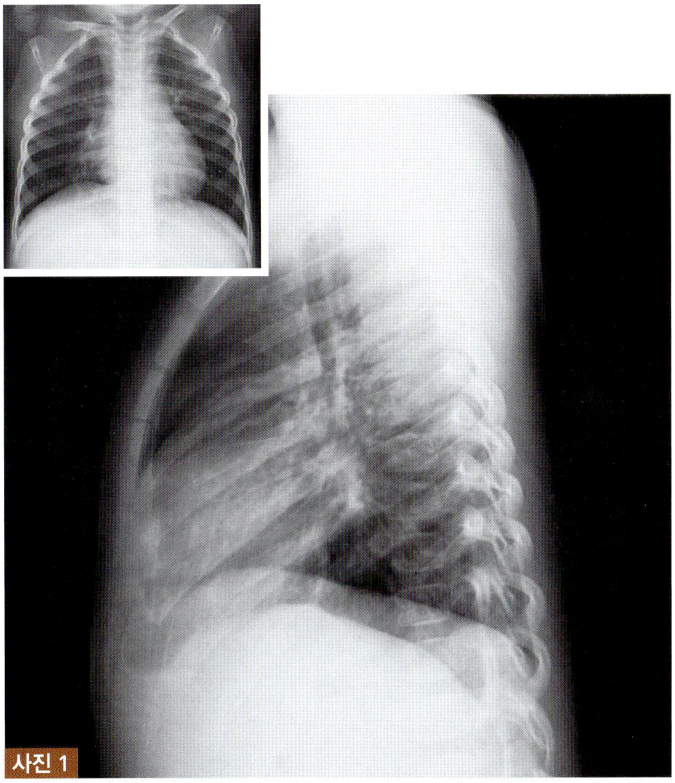

사진 1

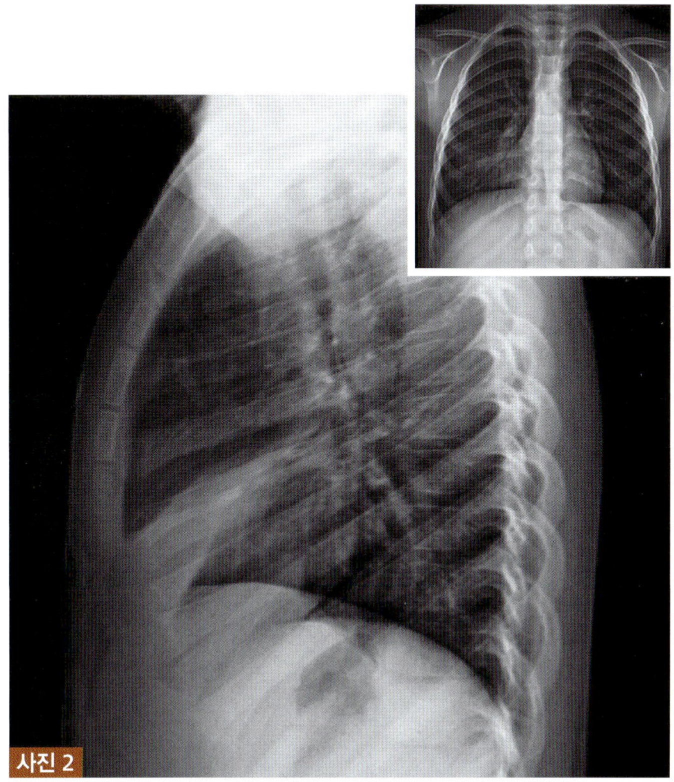

사진 2

양쪽 정면 사진은 비슷해 보이나 사진 1은 RML의 페렴만 보이고 사진 2는 RML의 무기폐를 동반함.

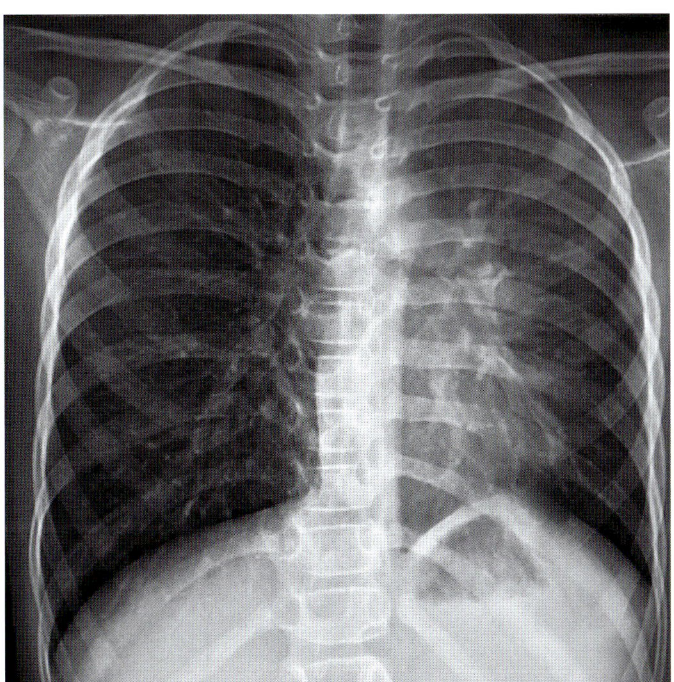

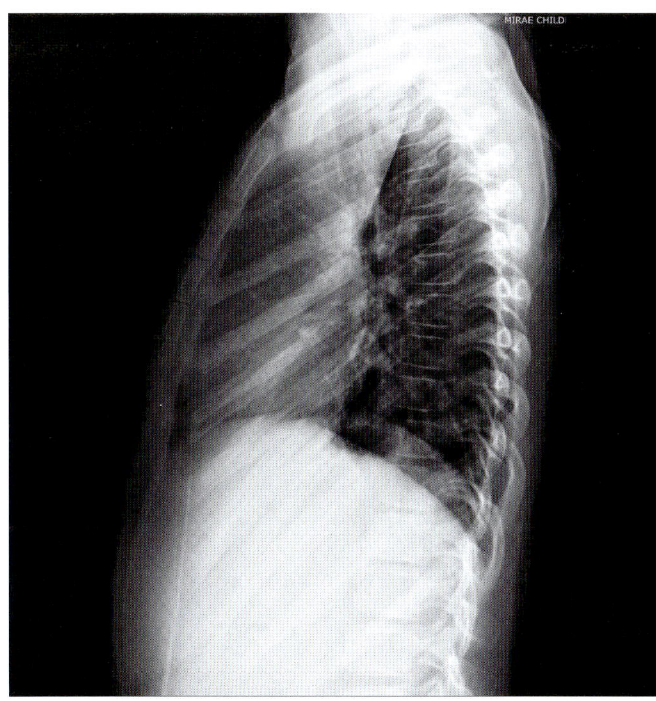

P-a film에서 LUL의 ground glass appearance를 보이는 lesion을 보임.
Lateral film을 보면 LUL이 atelectasis를 동반한 pn.로 인해 left lower lung이 위쪽으로 올라가서 ground glass appearance가 보임을 알 수 있다.

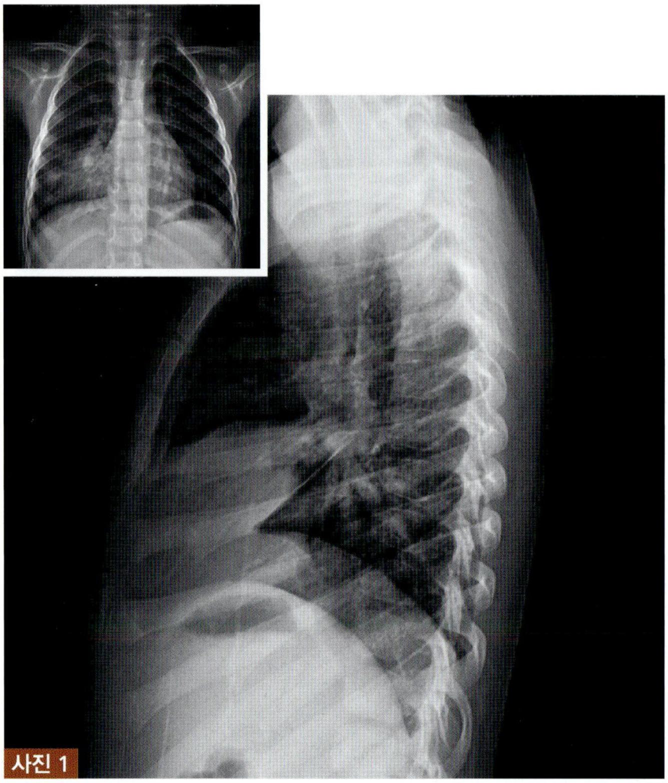

사진 1

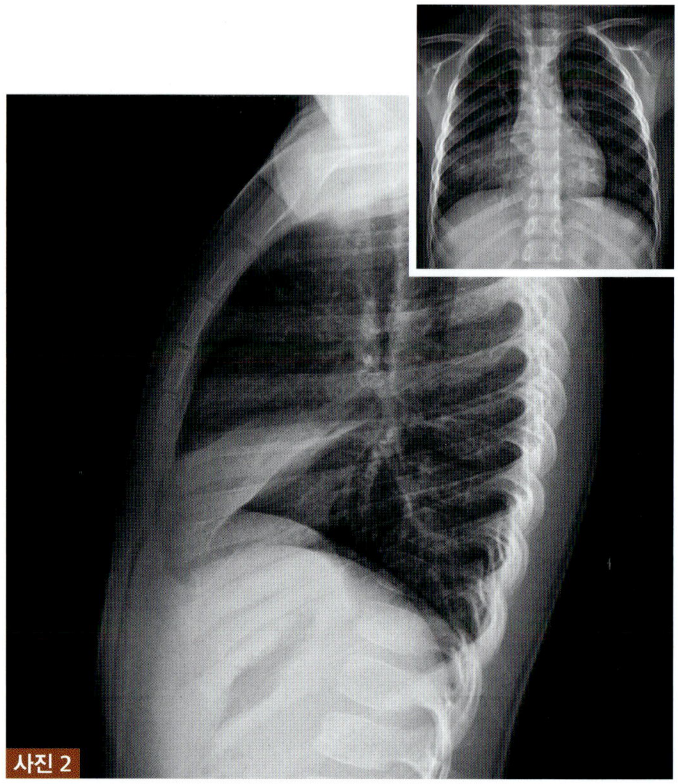

사진 2

양쪽 정면사진은 비슷해 보이나 사진 1은 RML에 homogenous increased density가 보여 pn.의 소견만 보이고 사진 2는 fissure의 이동으로 무기폐의 동반 소견을 보임.

8. Chest film에서 우연히 발견된 ASD (atrial septal defect) 사례

ASD 사례 1

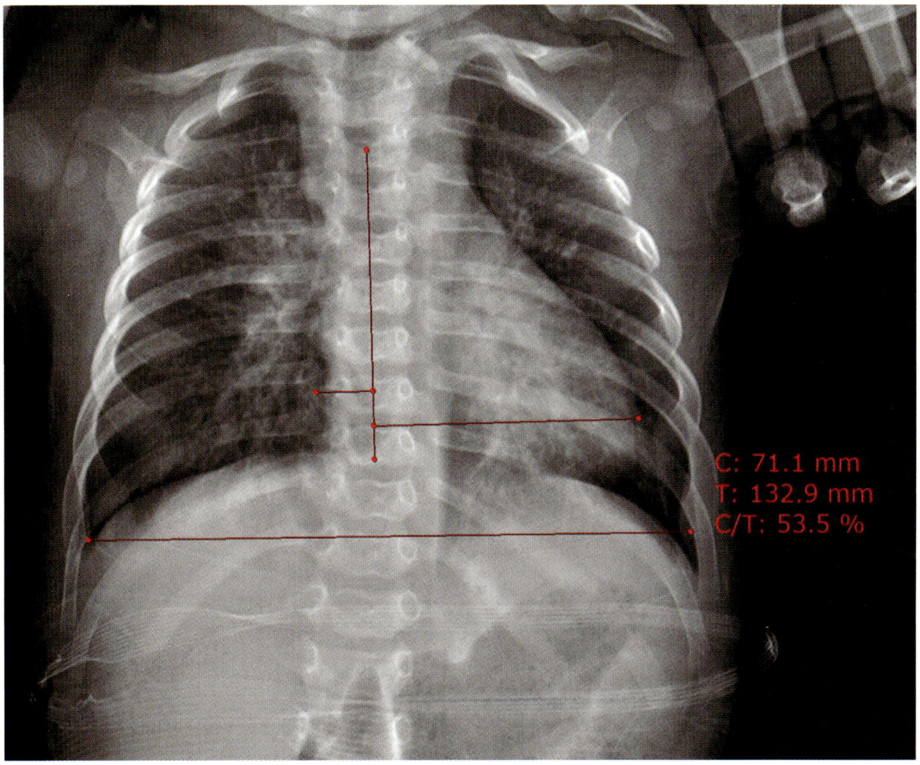

Chest film에서 약간의 심비대와 hilar and both lung field의 increased pumlmonary vasscularity를 보여서 left to right intracardiac shunt 중 ASD를 의심

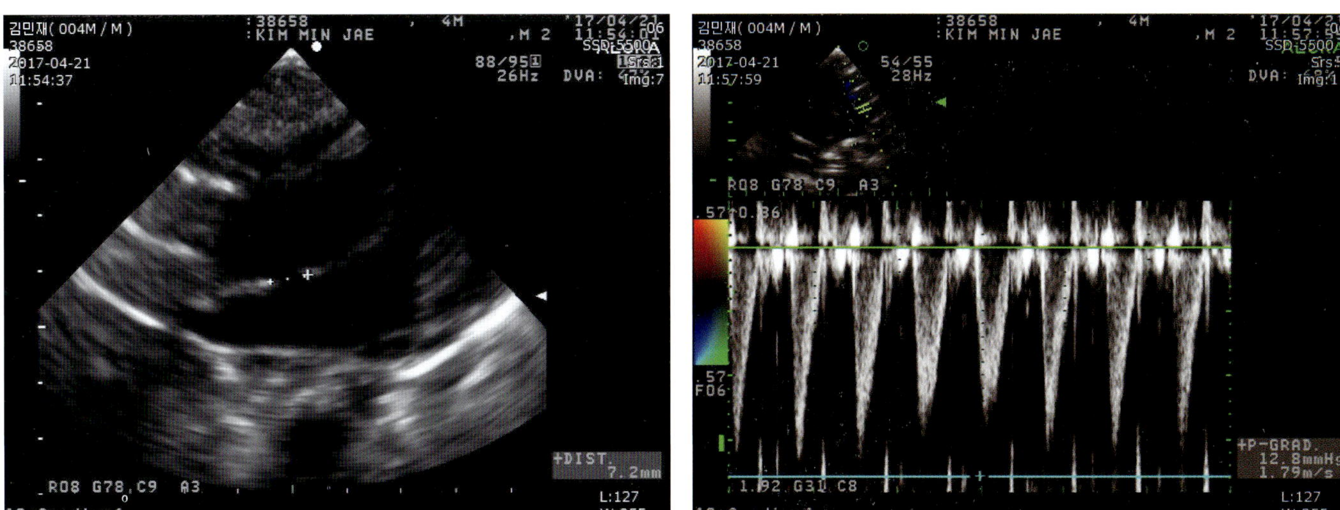

Echocardiogram으로 ASD를 확진

ASD 사례 2

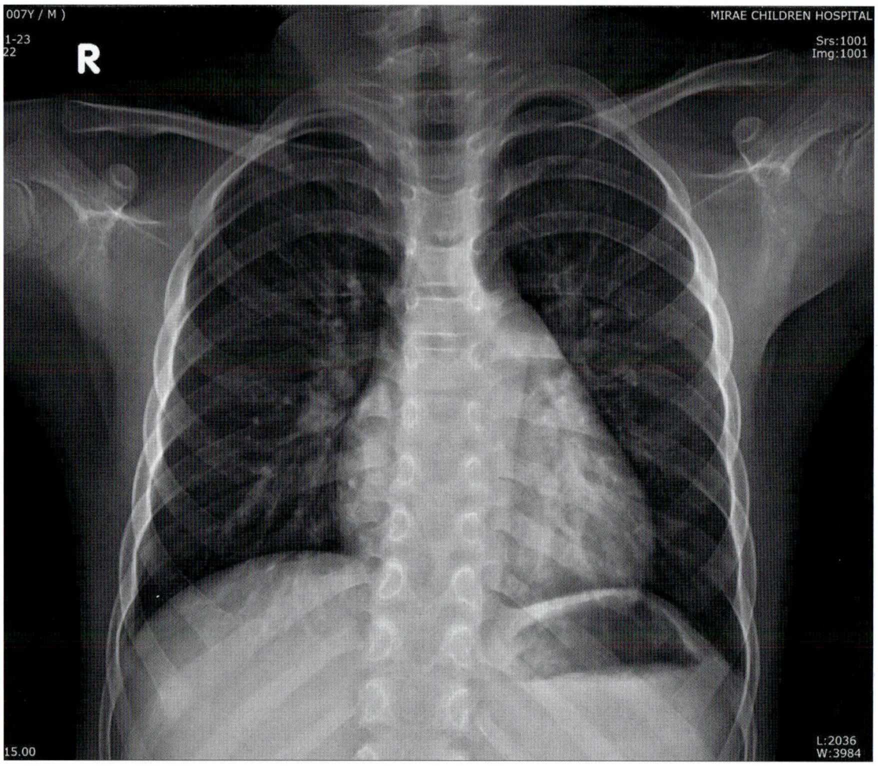

Chest film에서 mild cardiomegaly in its transverse diameter with straightening of left cardiac border와 increased pulmonary vascularities를 보여 ASD를 의심

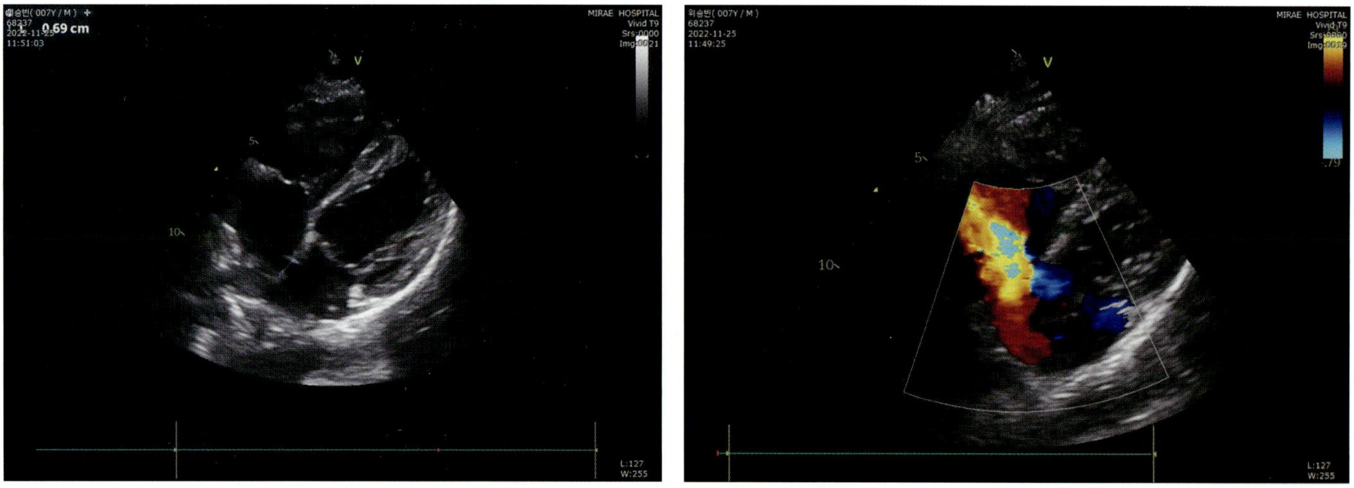

Echocardiogram으로 ASD를 확진

9. Pneumothorax와 pneumomediastinum의 사례들

Pneumothorax, left

Inspiratory(흡기) film

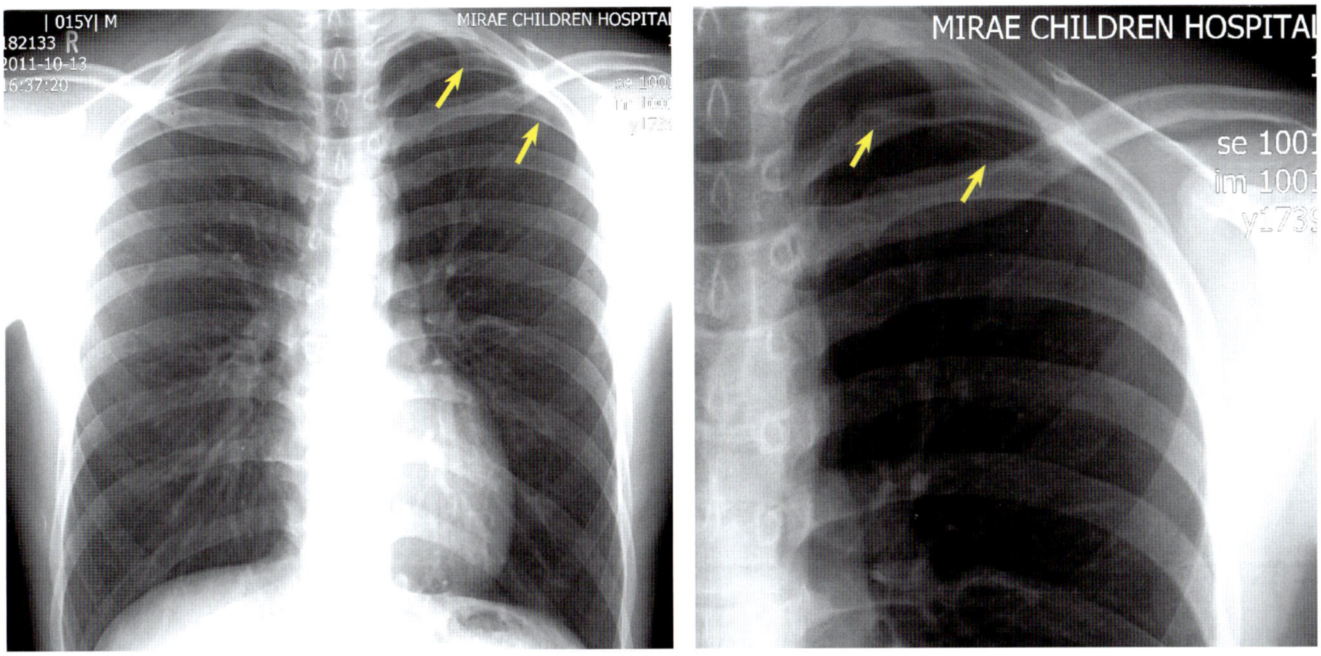

Expiratory(호기) film

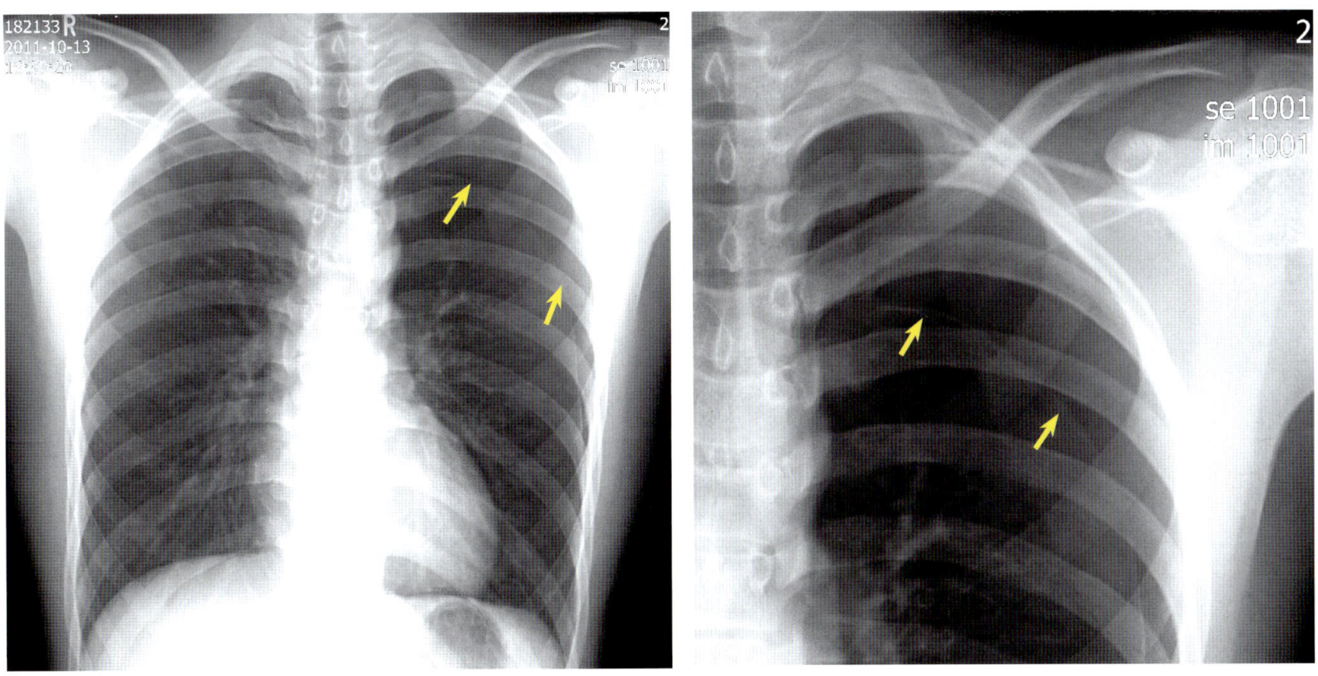

Pleural space에 소량의 air로 pneumothorax가 의심될 때는 환아가 숨을 내쉬고 사진을 찍으면 숨을 들이마시고 찍을 때보다 더 잘 보임.

- Pneumothorax(기흉)이란 폐와 흉벽 사이의공간(늑막강)에 공기가 비정상적으로 고여서 폐가 부분적 또는 전체적으로 허탈(collapse)된 상태를 말함.
- **원인으로는** **1.** 자발성 기흉(spontaneous pneumothorax)
  2. 외상성 기흉(traumatic pneumothorax)
  3. 긴장성 기흉(tension pneumothorax)
- **진단**: X-Ray → 폐 가장자리(pleural line) 보이며 그 바깥은 혈관음영이 없는 검은 공기층이 보임.
  - **호기 촬영 시** 더 잘 보임.
  - **흡기 때**: 폐가 팽창해 흉벽 가까이로 붙으면서, 공기층이 얇아져 X-Ray 사진에서 구분이 잘 안 될 수 있음.
  - **호기 때**: 폐가 수축해 작아지므로 늑막강에 있는 공기 공간(radio lucent area)이 상대적으로 더 넓어져 pleural line이 더 뚜렷하게 보임.

Pneumomediastinum 사례 1

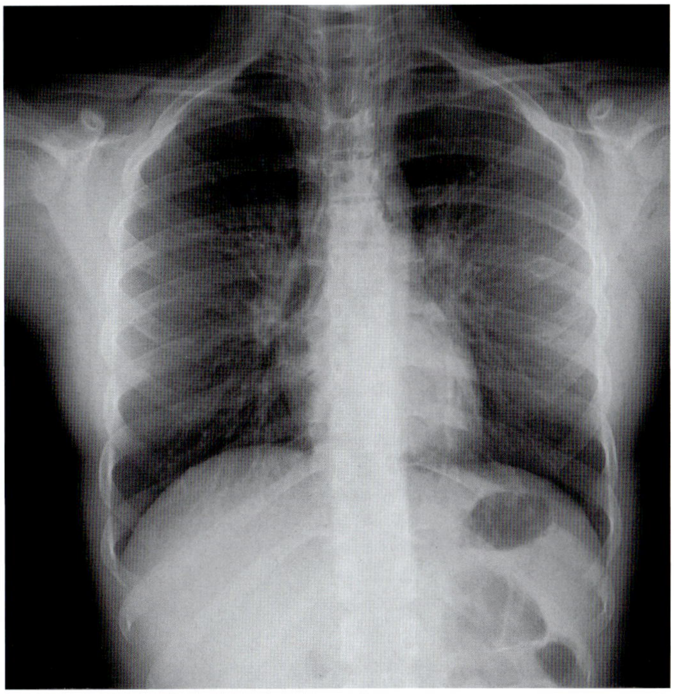

Pneumomediastinum (mediastinal emphysema); air density가 양쪽 lower neck의 fascial planes, both shoulder와 trachea를 따라서 mediastinum에서 보임

Pneumomediastinum(기종격, 종격기종)은

- Mediastinum에 공기가 존재하는 상태를 말함.
- **원인**: **1.** 자발성(spontaneous)

  심한 기침, 구토, 천식발작

  2. 외상성 기흉(traumatic)

  흉부외상, 의학적 시술 후

  3. 속발성

  폐질환(천식, COPD) 식도파열
- **병리기전**

  폐포가 파열되면 공기가 간질을 통해 이동 → 종격동으로 퍼짐
- **진단**

  흉부 X-Rasy: 종격내 공기 음영

  심장 · 대혈관 주위 lucent line

Pneumomediastinum 사례 2

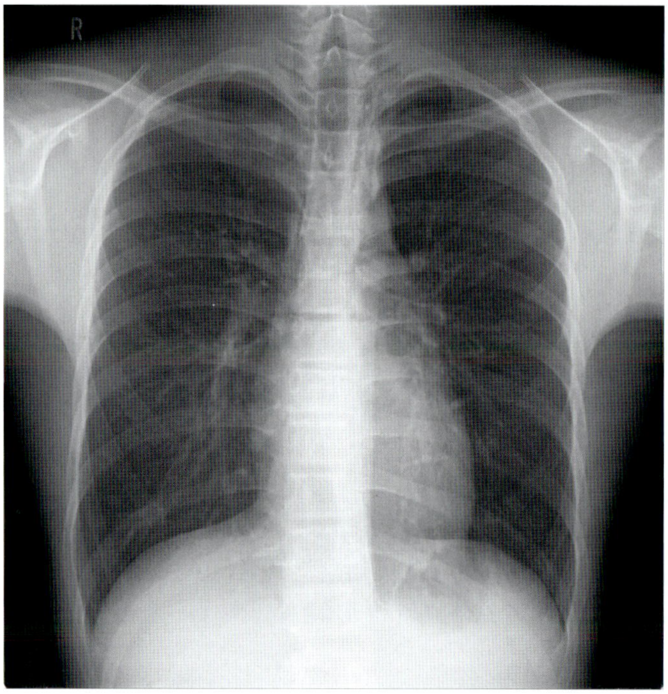

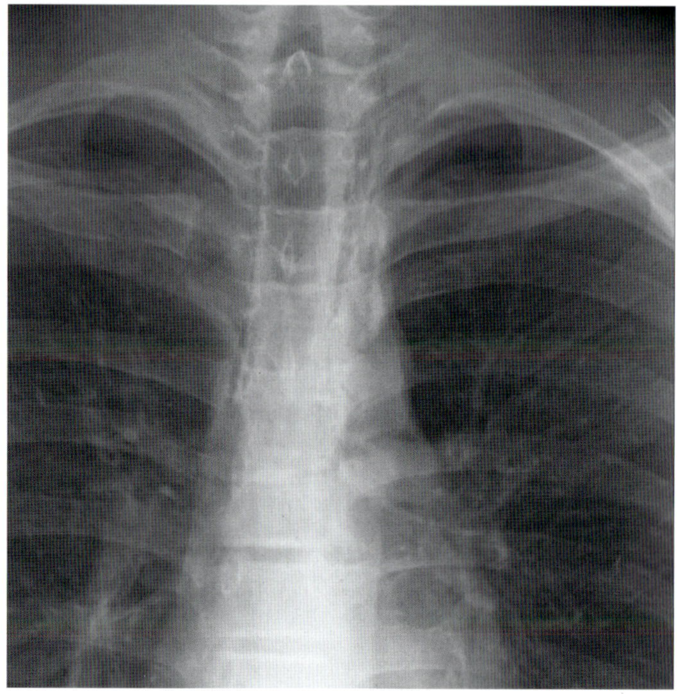

Pneumomediastinum; air density가 both side mediastinum에서 trachea를 따라서 보임

Pneumomediastinum과 Pneumothorax의 X-Ray 소견의 차이

- **Pneumomediastinum**:

  공기가 중앙 종격에 → 심장주위, 목 · 피하기종 잘 동반

- **Pneumothorax**:

  공기가 폐와 흉막 사이에 → 폐가 찌그러지고 호흡곤란

10. Chest film에서 mass like 병변을 보이는 경우

1. Lung cyst

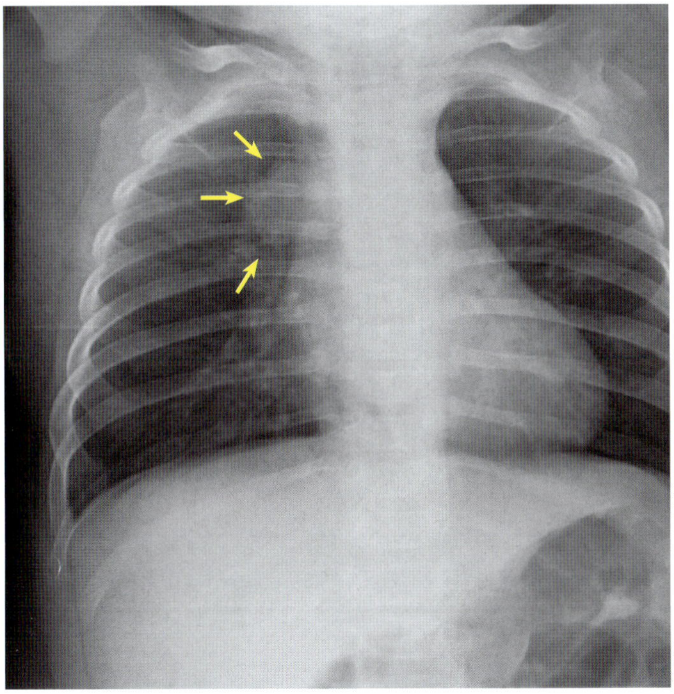

Chest a-p; relatively well marginated soft tissue mass like density in right upper thorax.

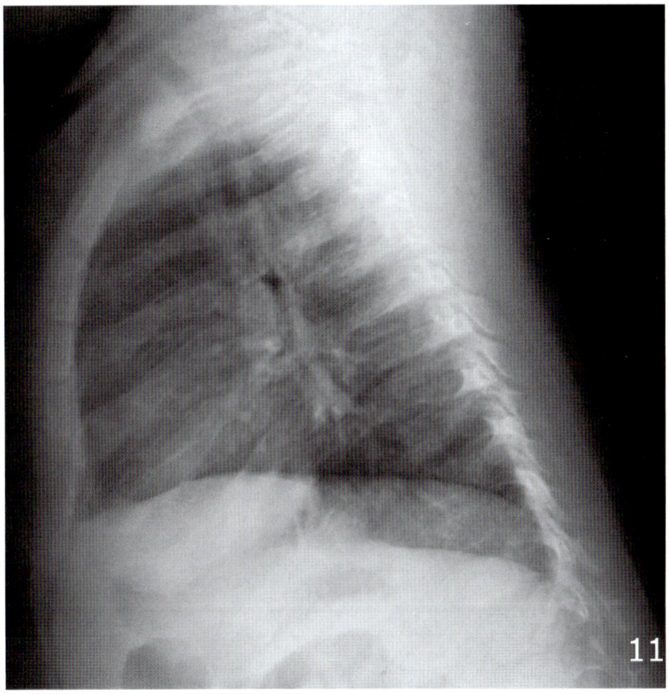

Chest lateral; non-specific.

Lung cyst로 확진

2. Left para-spinal tumor

Chest P-A

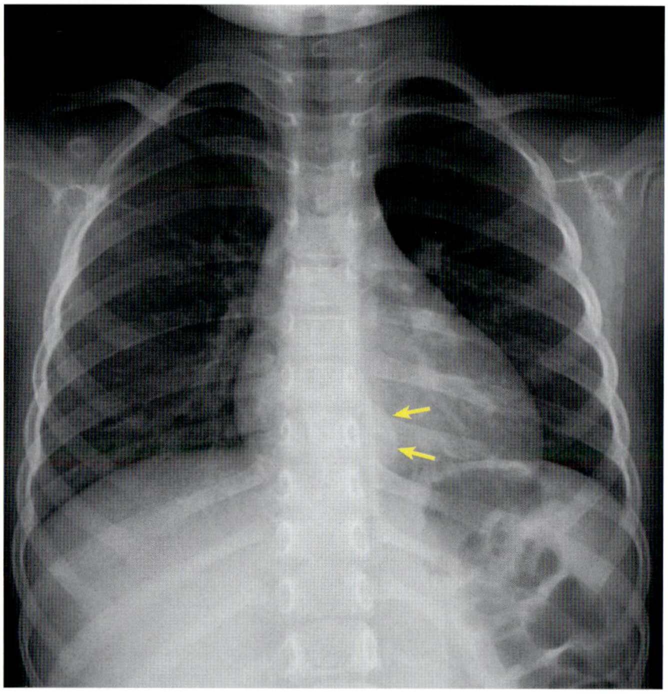

Convex shaped increased density가 left lower para-spinal region에서 보임.

T-L spine lateral film

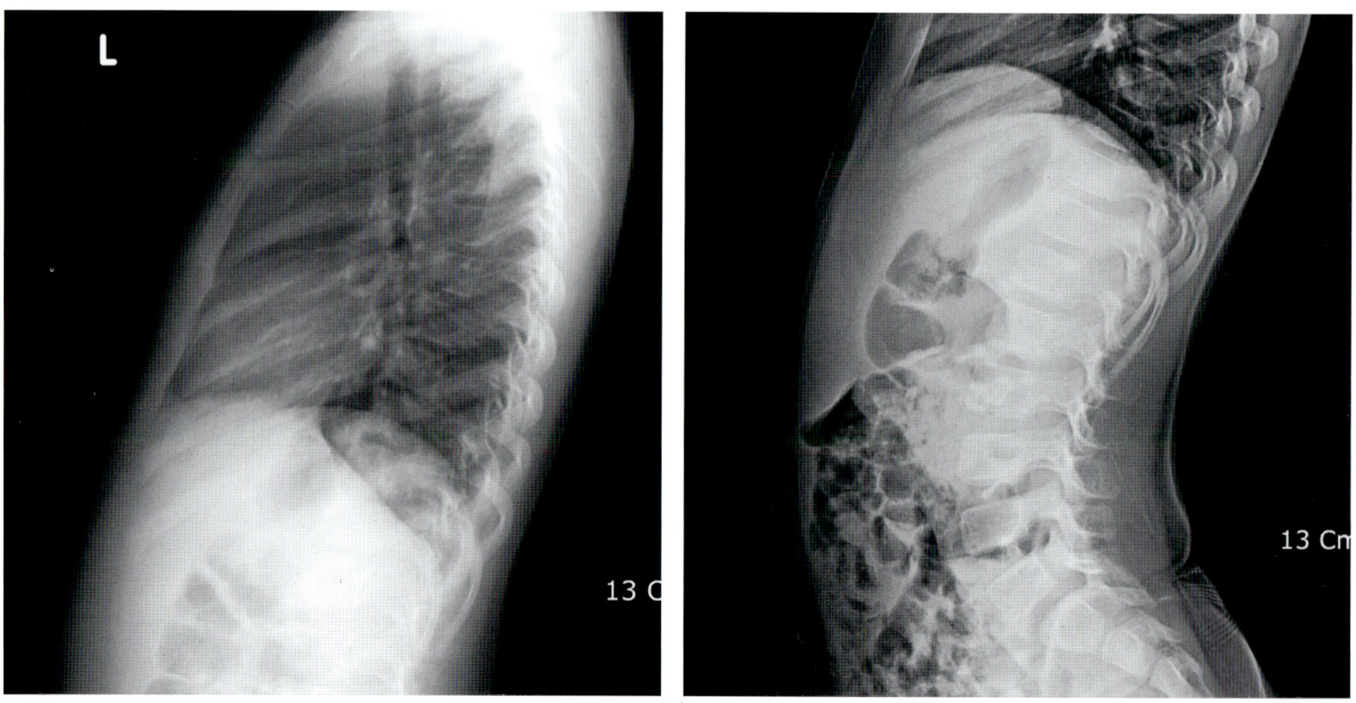

spine에 특이 사항은 없음.

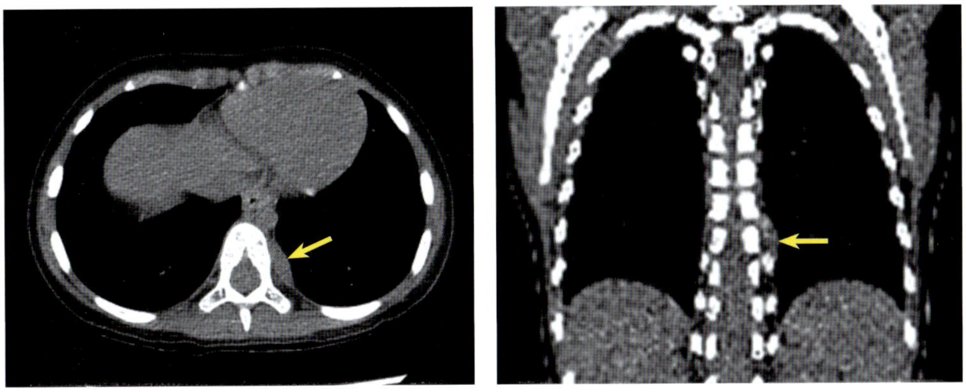

Chest CT: mass density in left paraspinal region

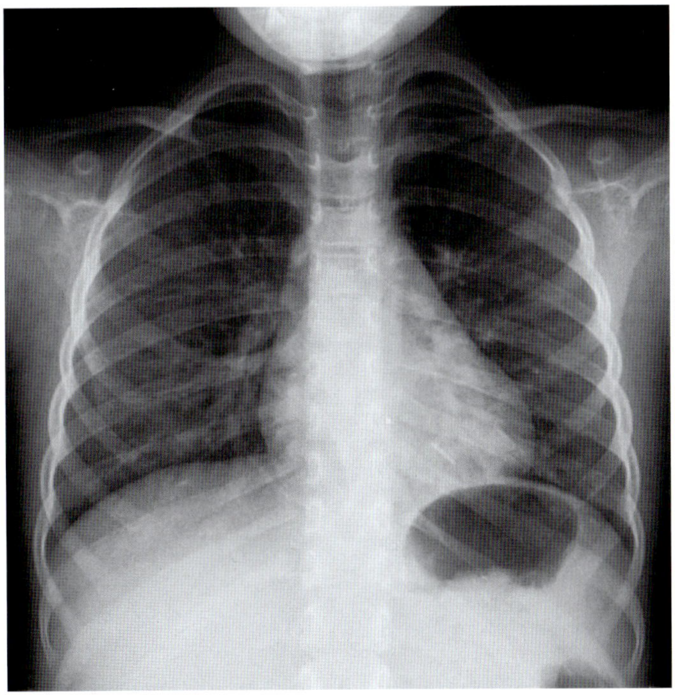

수술 후 사진으로 정상 소견임

3. Pumonary sequestration

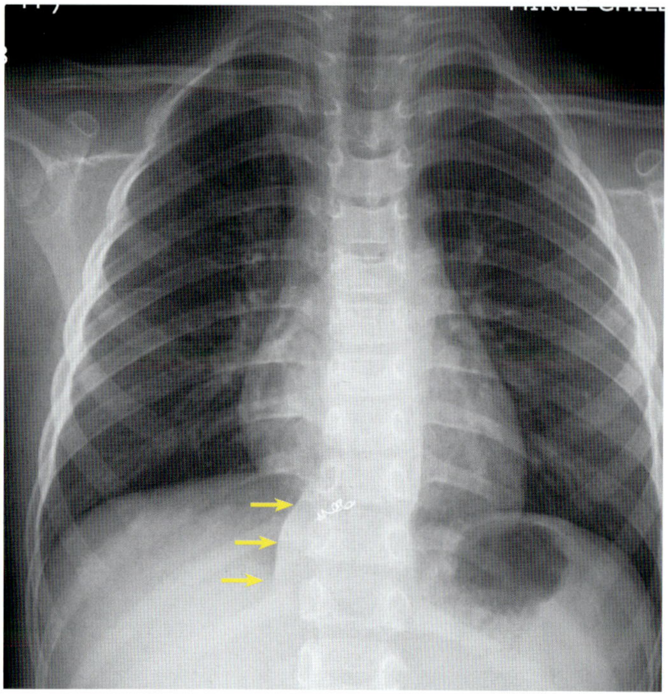

Both lung field와 cardiovascular system에는 이상 소견이 없으나 T 10.11.12 level의 우측 척추 주변부에서 약간 triangular shaped opacity가 보임

Pulmonary sequestration(폐분리증)

- 폐 분리증은 정상 기관지나 폐동맥과 연결되지 않은 폐조직이 비정상적으로 존재하는 선천성 폐기형임.
- 이 비정상적인 폐조직은 기능을 하지 못하고 주로 대동맥계 혈관(주로 하행흉부대동맥이나 복부대동맥)에서 혈액 공급을 받음.
- 분류
  1. Intralobar sequestration(폐엽내 분리증)
     정상 폐엽 속에 포함되어 있으며 가장 흔한 형태
  2. Extralobar sequestration(폐엽외 분리증)
     정상 폐조직과 분리되어 독립된 막(흉막)에 둘러싸여 있으며 종종 다른 선천성 기형과 동반
- 진단: 단순 X-Ray에서는 종괴나 음영이 보일 수 있고 확진은 CT angiography or MRI angiography로 가능

11. Diaphragm의 병변 사례들

사례 1: Diaphragmatic hernia

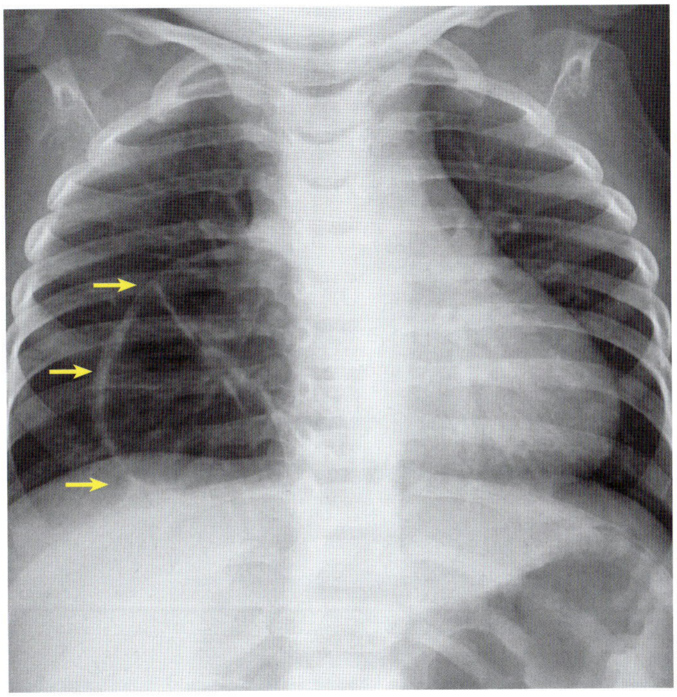

Cardiohepatic angle region에 gasfilled bowel loops가 보임.
(diaphragmatic hernia, right)

Diaphragmatic Hernia

- 횡격막에 결손/구멍이 생겨 장기가 흉강으로 빠져나감
- **원인으로는**
  1. 선천성: Bochdalek hernia, Morgagni hernia 등
  2. 후천성: 외상, 수술후 합병증
- **X-Ray 소견**: 장기(위, 장, 간 등)가 흉강 안으로 탈출
- **증상**: 신생아에서는 심한 호흡곤란
  성인에서는 복통, 호흡곤란, 장폐색 증상

사례 2: Eventration의 두 사례

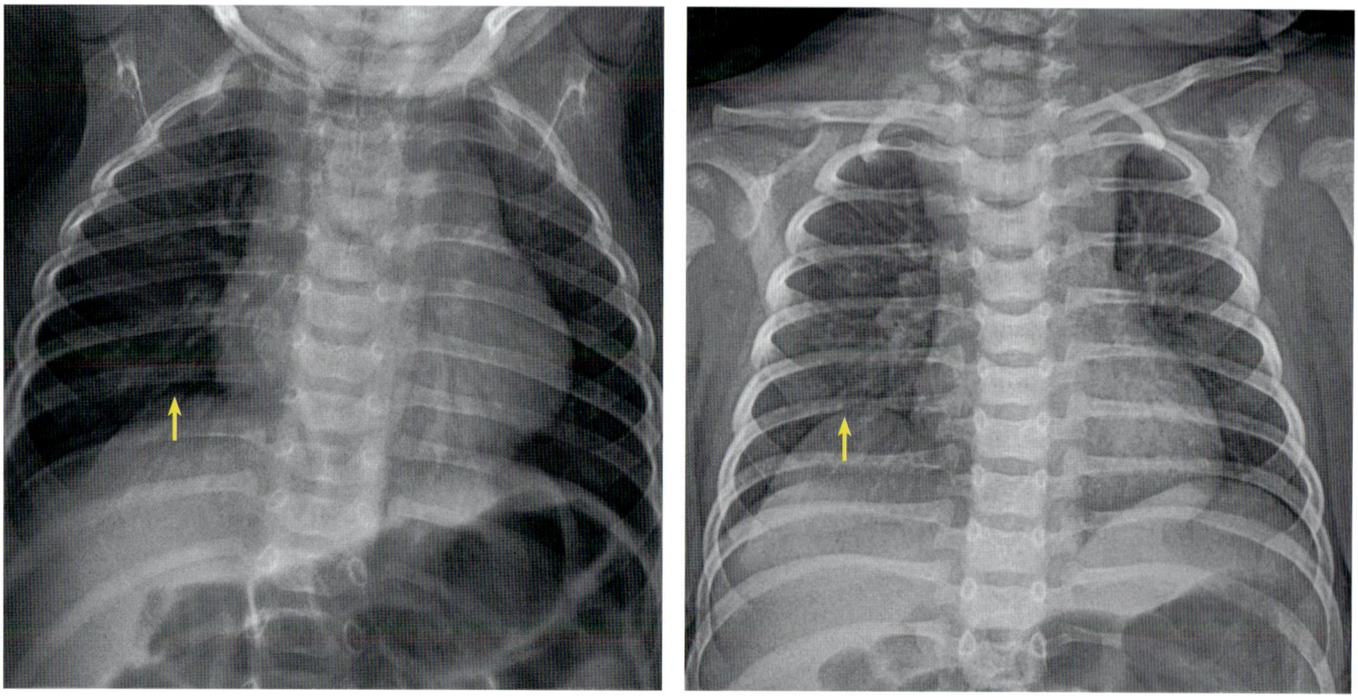

Localized elevation of medial side of right diaphragm

Diaphragmatic eventration(횡경막 상승증)

- 횡격막의 선천적 혹은 후천적 비정상적인 거상(elevation)
- 횡격막의 연속성은 보존되고 실제로 구멍이 나 있는 hernia(탈장)와는 다름
- 원인
  1. 선천성(congenital eventration)
     태아 때 횡격막 근육이 제대로 발달하지 못해 얇은 막만 존재
  2. 후천성(acquried eventration)
     외상, 수술 종양 압박 등의 원인으로 phrenic nerve 손상
- 근육 약화나 신경성 질환에 의해 점진적으로 발생
- **X-Ray 소견**: 한쪽 횡격막의 부분 혹은 전체적으로 올라가 있음
- 대부분 무증상이지만 증상이 심하면 수술적 교정 필요

12. Chest film에서 bone 병변의 사례들

1. Humerus의 병변

Humerus 사례 1

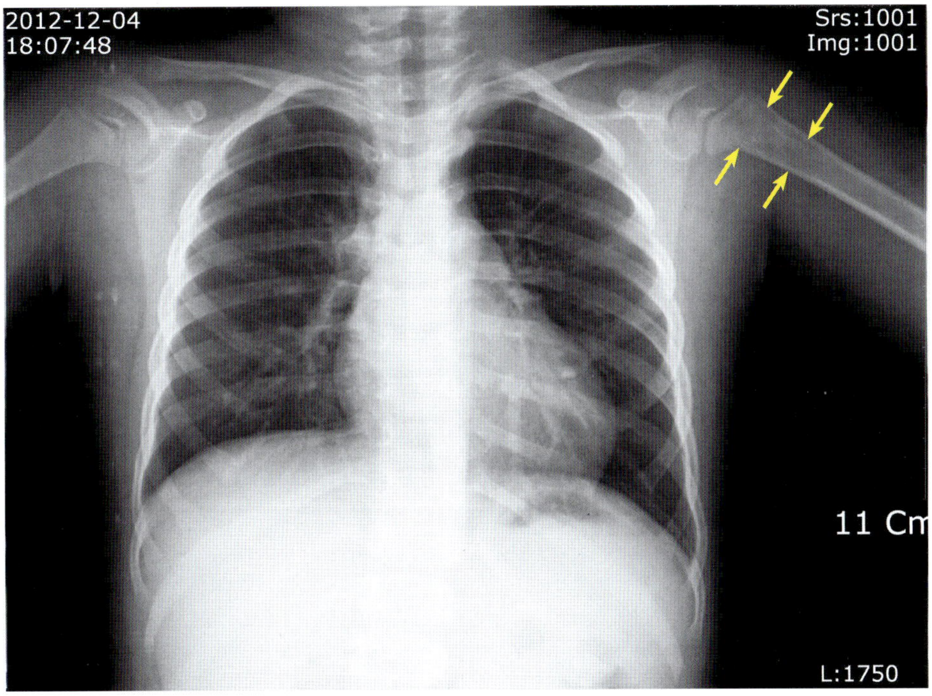

우연히 left humerus에서 sclerotic margin을 갖는 radiolucent lesion을 발견

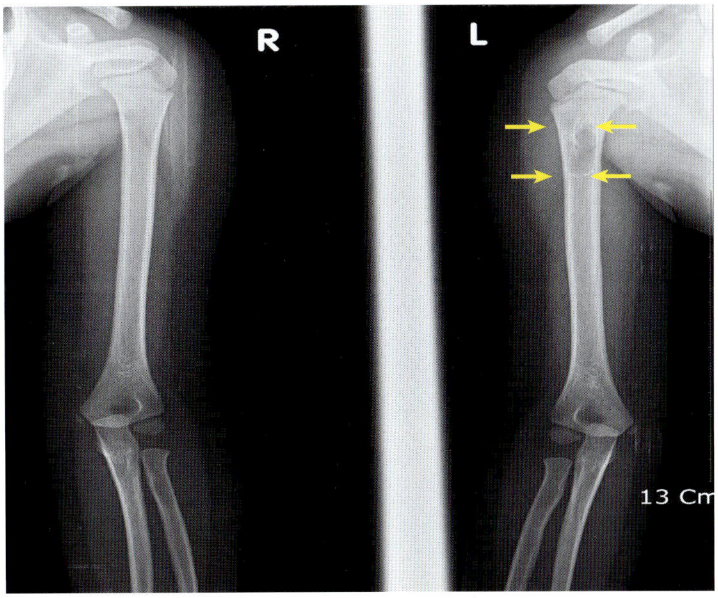

Humerus 사례 2

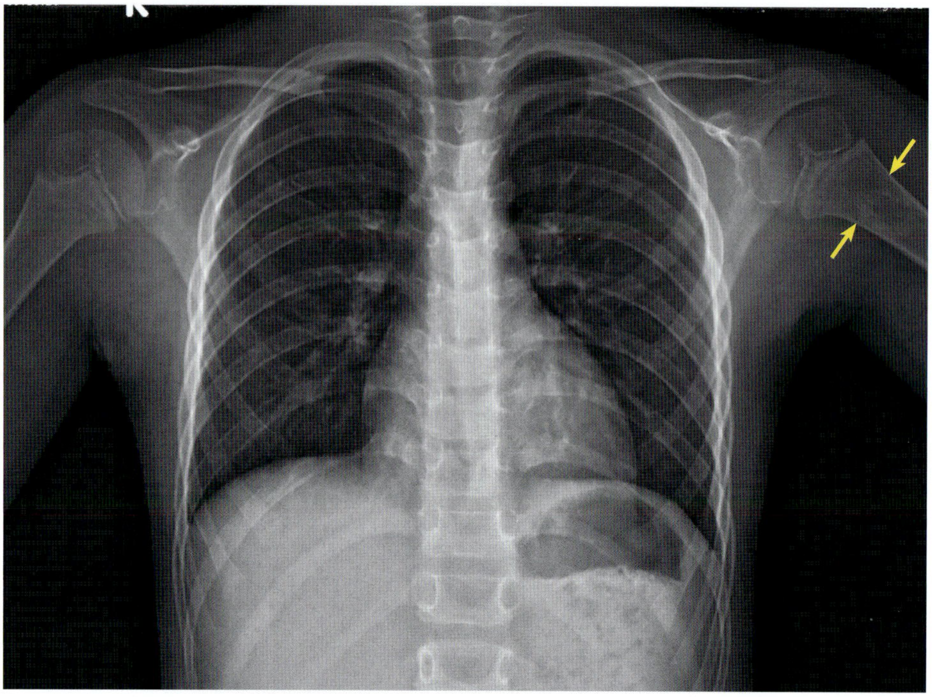

우연히 left humerus에서 sclerotic margin을 갖는 radiolucent lesion을 발견

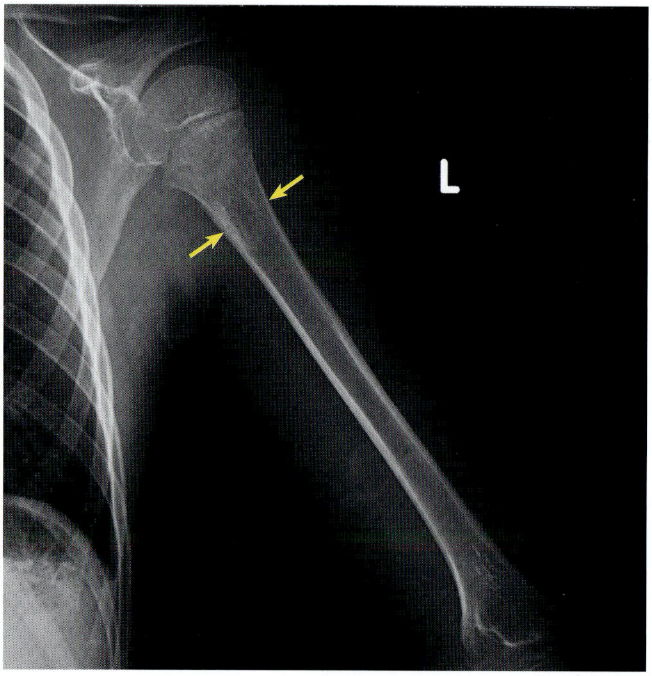

Humerus 사례 3

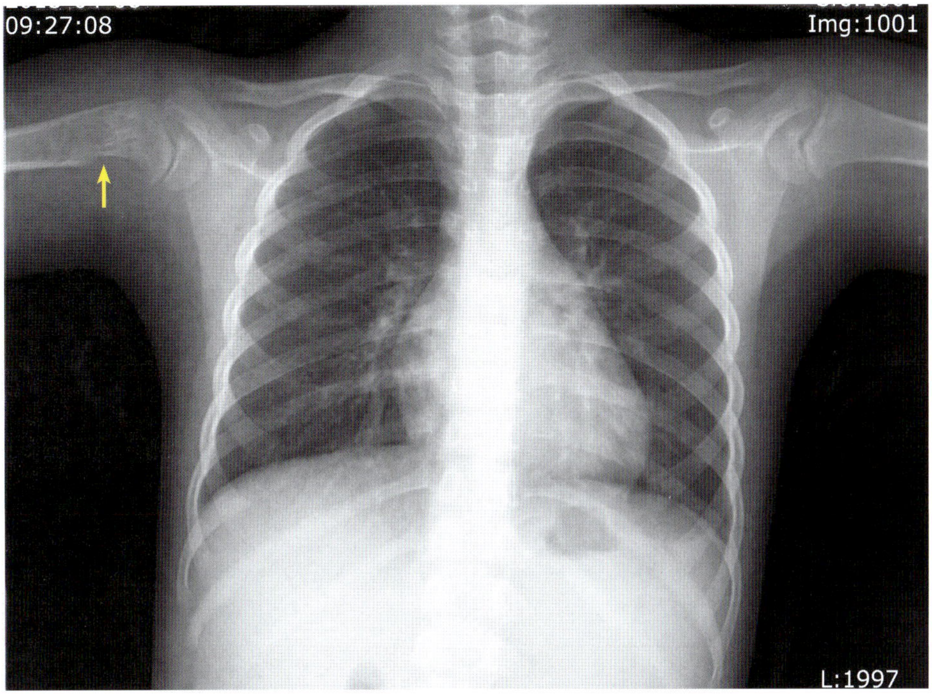

우연히 right humerus에서 sclerotic margin을 갖는 radiolucent lesion을 발견

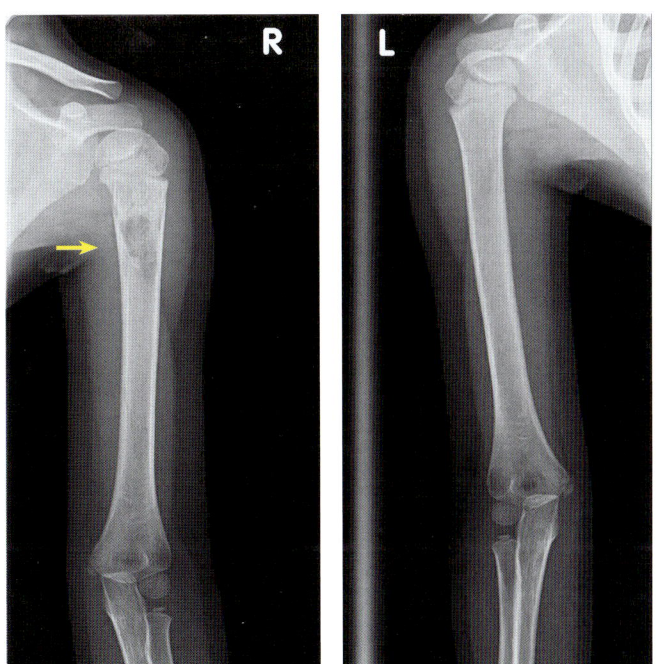

2. Rib의 병변

Rib 병변사례 1, 2

사례 1 Forked deformity of Rt 5th rib

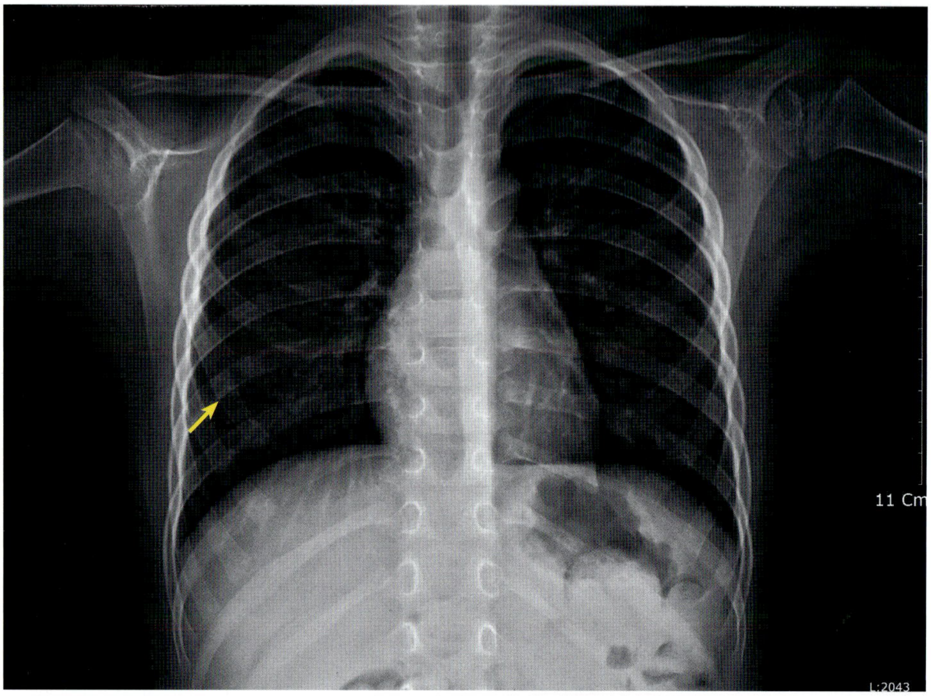

사례 2 Rt 3rd & 4th rib의 posterior rib fusion

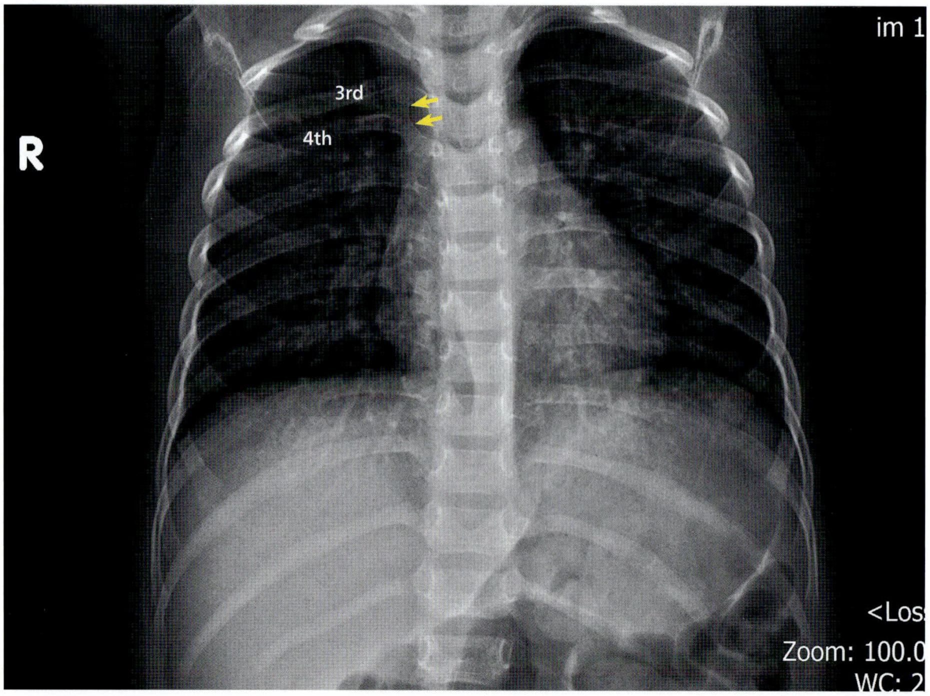

Rib 병변사례 3

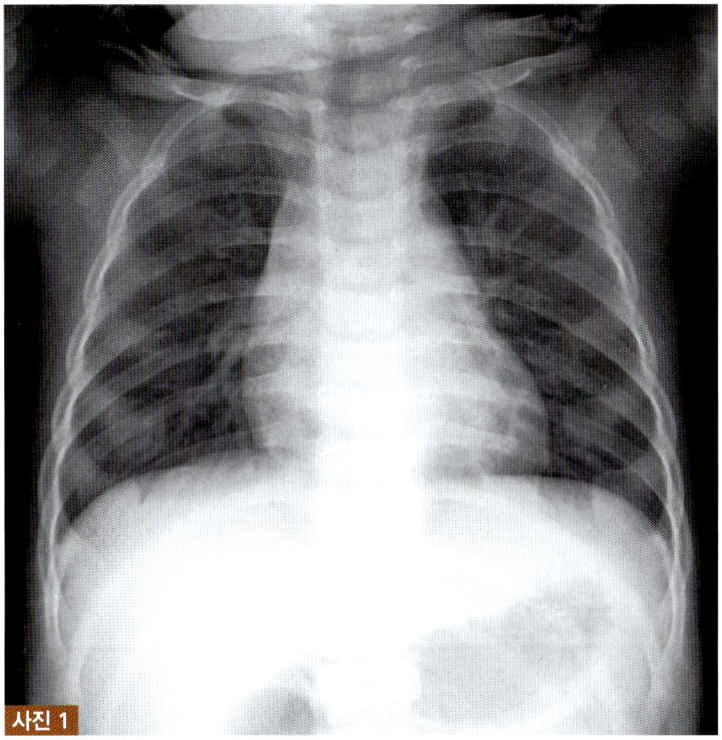

사진 1

Expansion of anterior end of ribs.
IMP: Infantile rickets

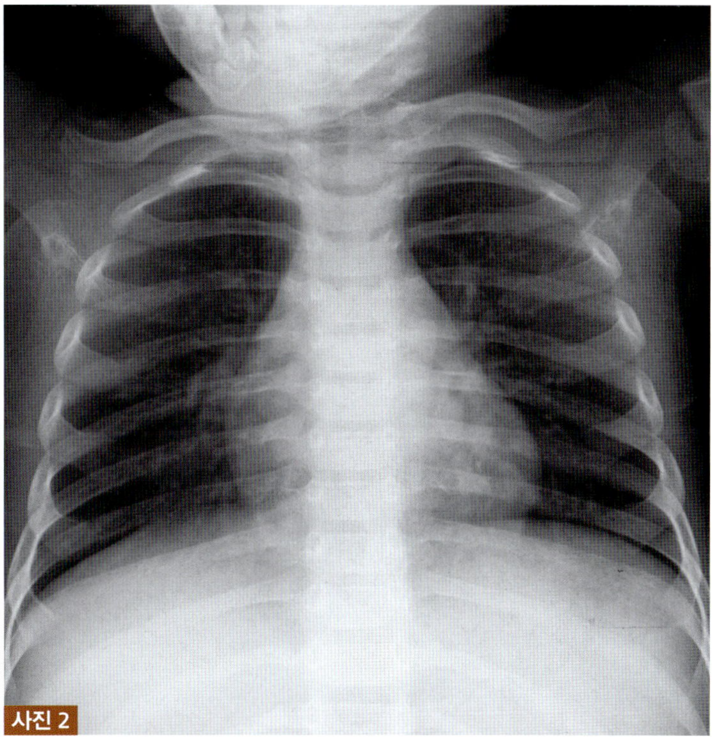

사진 2

치료 후 rachitic rosary가 더 이상 보이지 않음

Rib 병변사례 4

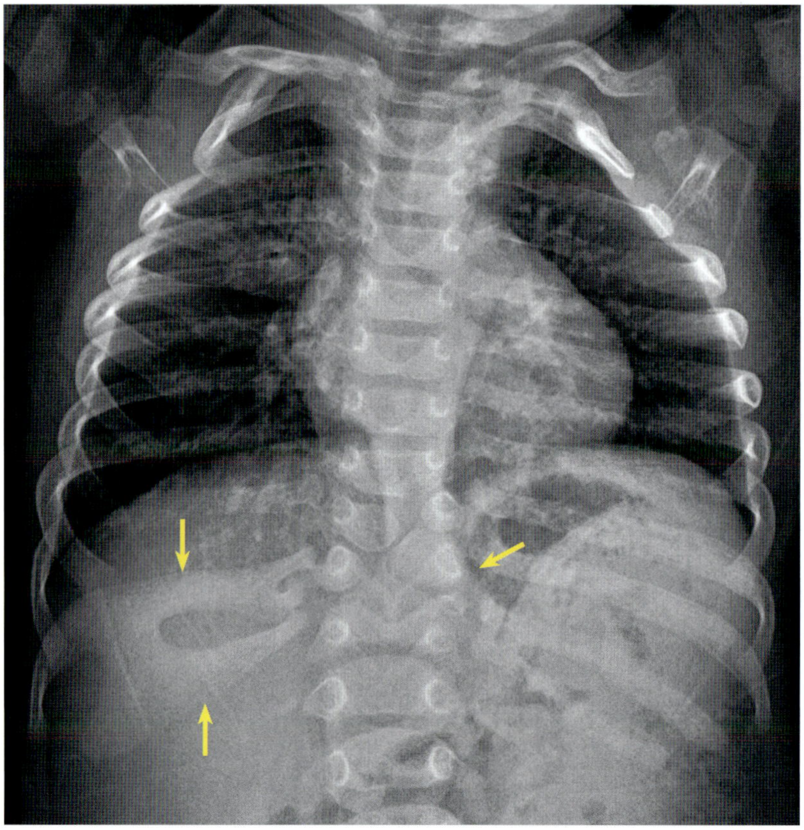

Both lung field와 cardiovascular systems에는
이상 소견이 없으나 T spine과 rib에 기형이 보임

3. Skeletal system의 병변

다음 Osteopetrosis 두 사례는 형제임.

Osteopetrosis는 뼈화석증 또는 골화석증이라고 하며 뼈를 흡수하는 파골세포의 기능부전으로 발생하는 질환임.

Osteopetrosis 사례 1

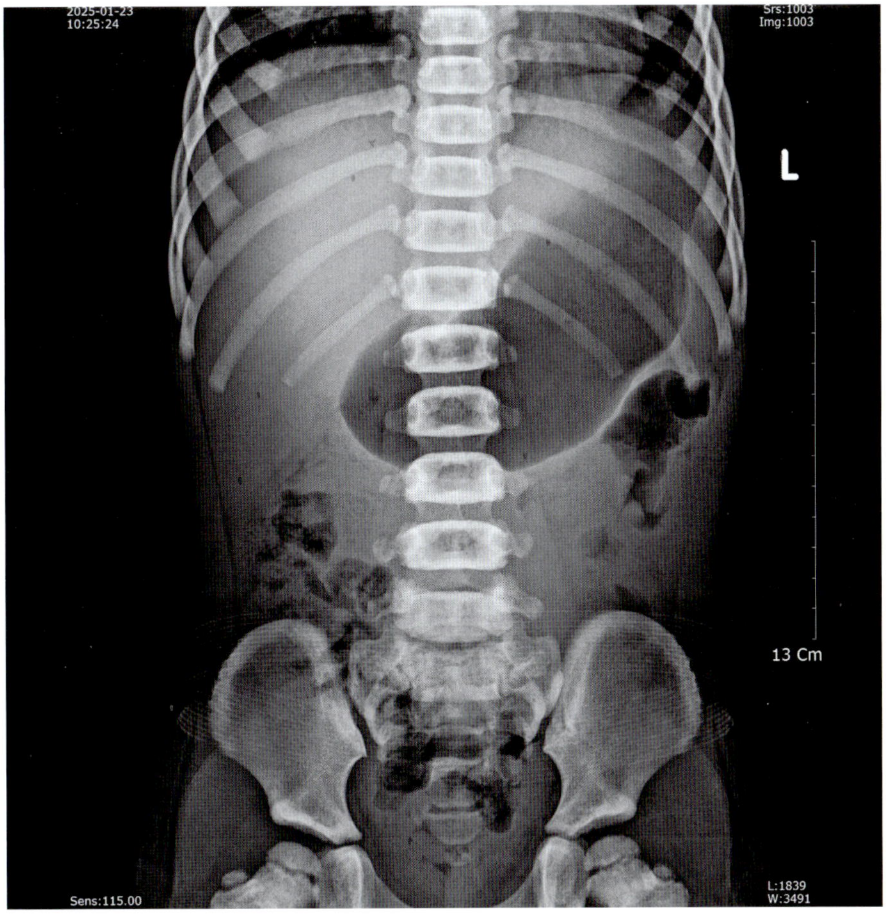

보이는 bone 전체가 radiopaque하게 보임.

방사선 소견

- 뼈 전체가 균일하게 하얗게(고음영)보임
- 'bone within a bone', 'sandwich vertebrae' 소견이 특징적
  (척추체 양끝이 두꺼워져 마치 샌드위치 처럼 보임)

Osteopetrosis 사례 2

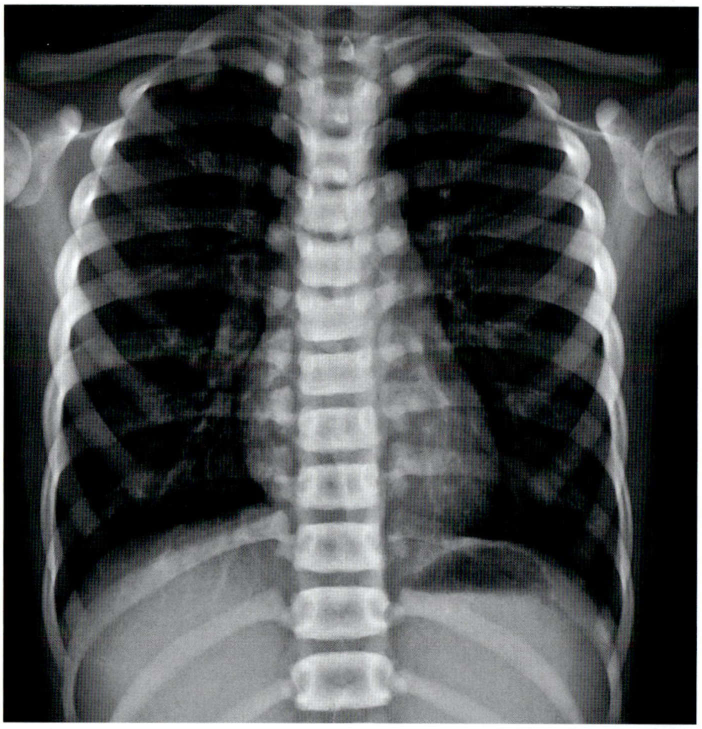

Skeletal system이 전반적으로 radiopaque하게 보임

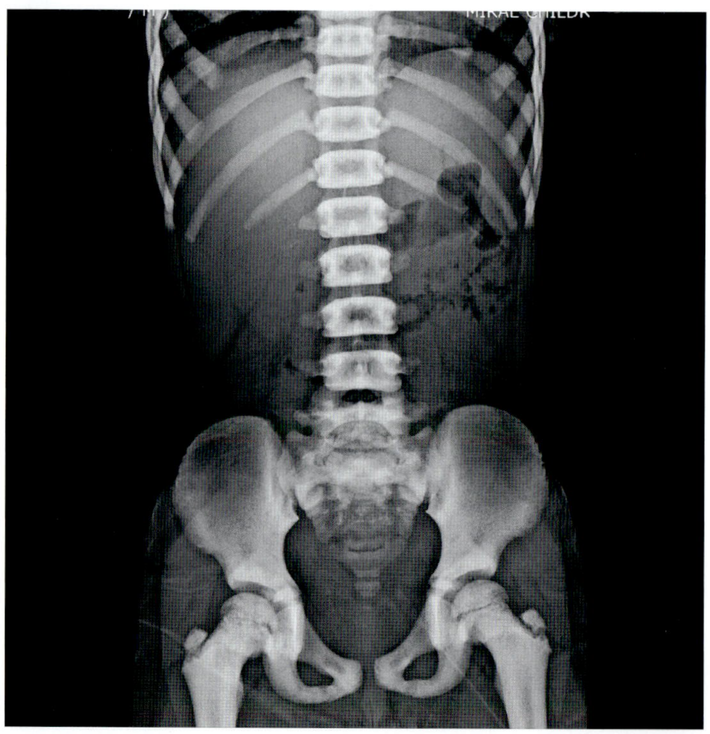

13. Chest film에서 병변같이 보이나 정상소견의 사례

1. Azygos lobe: 사례 1

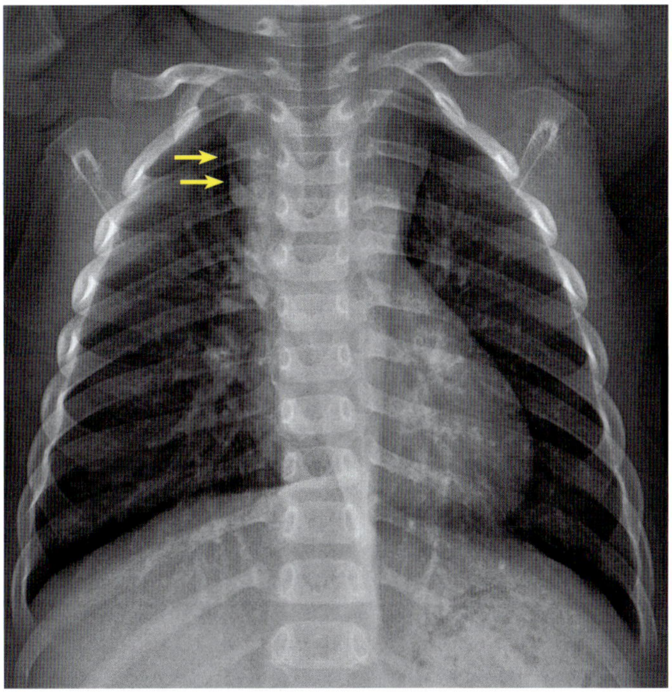

Azygos lobe: right lung의 apex에서 reverse comma shape로 보임

Azygos lobe란?

발생원인

- 태생기에 azygos vein이 정상적으로 폐문(hilum) 위쪽을 지나가야 하는데 드물게 폐실질을 파고들면서 주행해 버리면 그 주변으로 pleural fold(흉막주름)가 생겨 마치 새로운 '엽'처럼 보이게 된다.

방사선학적 특징

- 주로 우상엽에 위치
- 흉부 X-선사진에서 우폐 상엽 내측에 활모양(curved line)의 얇은 선(sharp line)이 보이고, 그 끝에서 azygos vein(작은원형음영)이 관찰됨

임상적 의의

- 폐 기능이나 증상에 영향이 없으나 다만 영상판독 시 종괴(mass)나 폐 변병과 혼동할 수 있어 알아두는 게 중요

1. Azygos lobe: 사례 2

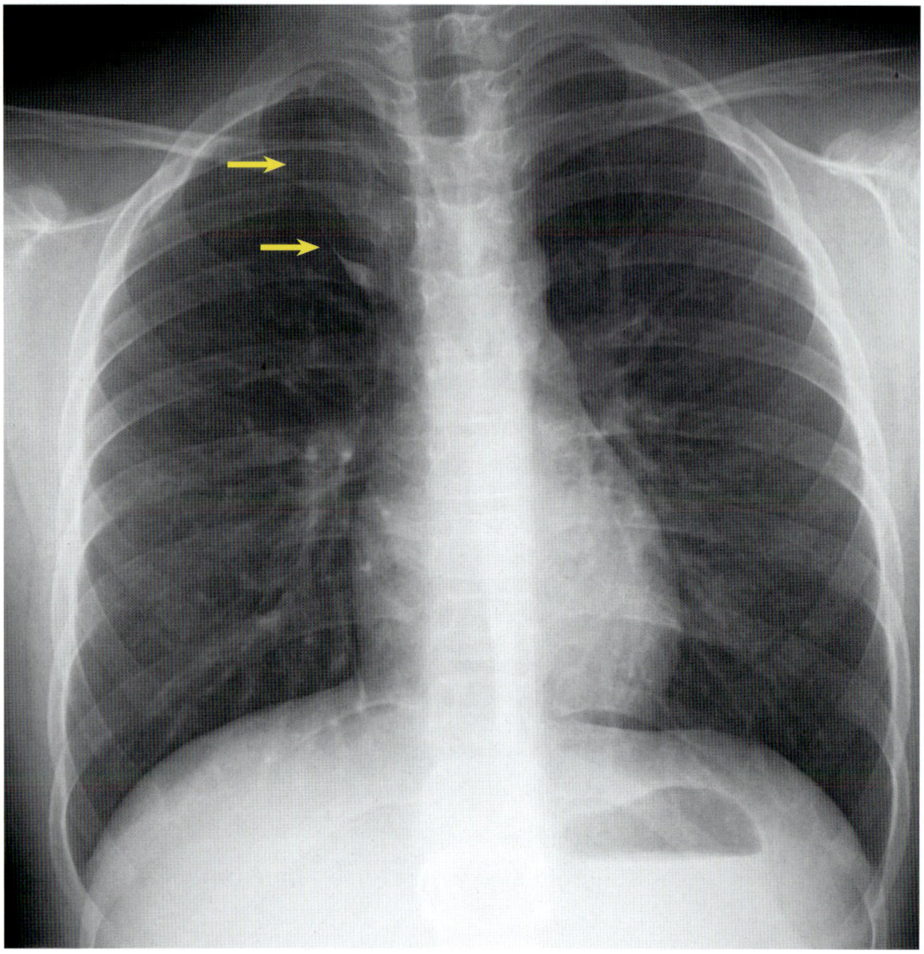

Azygos lobe: right lung의 apex에서 reverse comma shape로 보임

2. Enlarged thymus: 사례 1

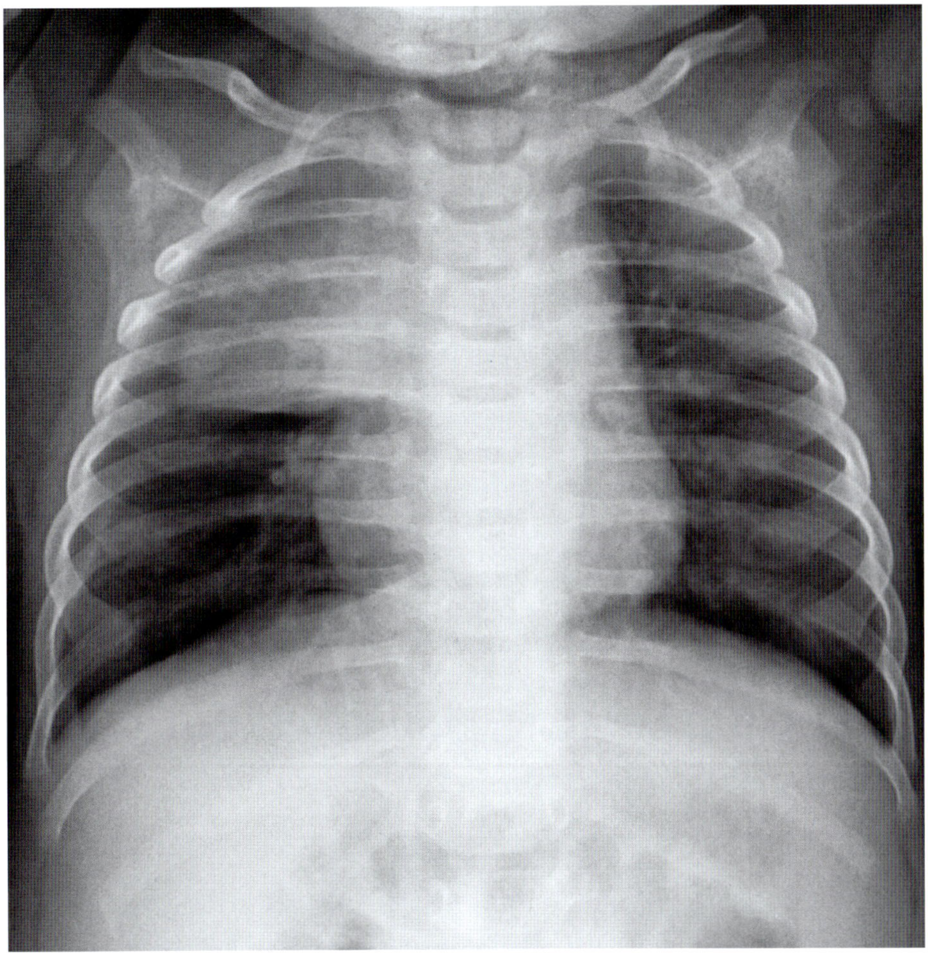

Homogenous increased density in RUL.

Thymus(흉선)

- 가슴 앞쪽(전종격, anterior mediastinum)에 위치한 림프기관
- 발달:

  출생 시 잘 발달되어 있고, 사춘기까지 가장 활발

  이후 점차 퇴화(involution) → 지방조직으로 대체
- 영상학적 의미

  소아 X-Ray: 전 종격에 삼각형 음영으로 보일 수 있음.

  → 흔히 "Sail sign"

  소아에서 보이는 흉선음영은 정상이므로 병적 종괴와 혼동하지 않는게 중요함

2. Enlarged thymus: 사례 2

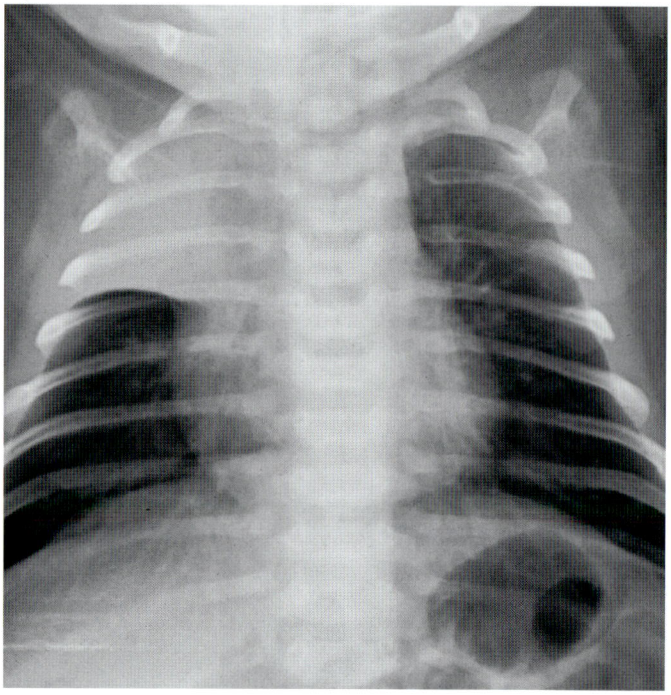

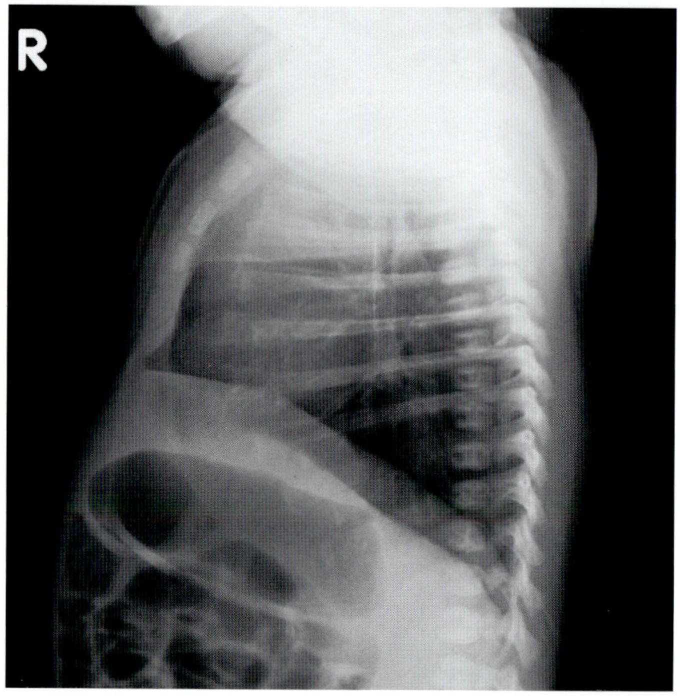

Homogenous increased density in right upper thorax.

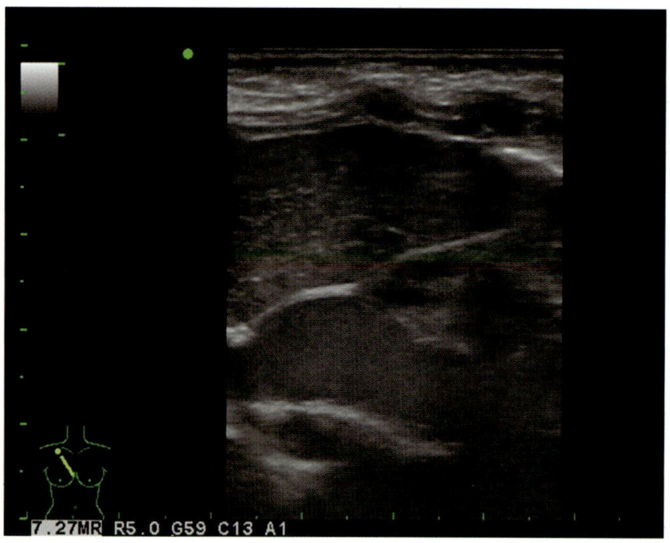

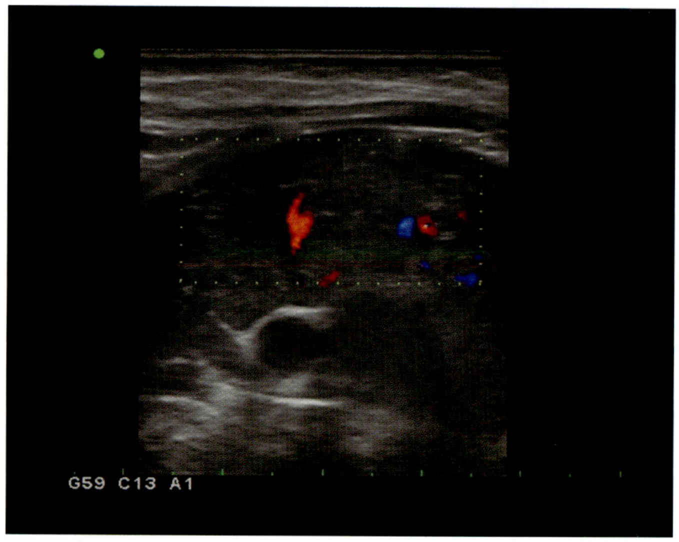

실제로 enlarged thymus 사례 2 chest film에서 homogenous increased density가 보여 RUL의 lobar pn.와 구별하기

1. air-bronchogram이 보이지 않아 pn.보다는 mass like lesion으로 생각됨
2. 그래도 확실하게 하기 위해 초음파를 해보면 liver와 비슷한 echo음영을 보여 thymus로 진단

3. 정상 colon의 gas shadow

Colonic interposition between liver(or spleen) and diaphragm

Chest P-A

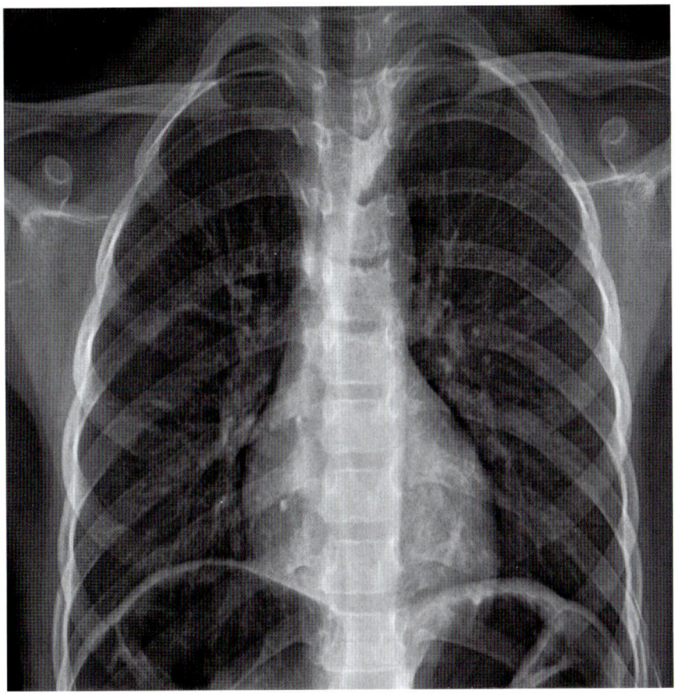

Both diaphragm 하방으로 pneumoperitoneum을 의심케 하는 air density가 보임.

Plain abdomen

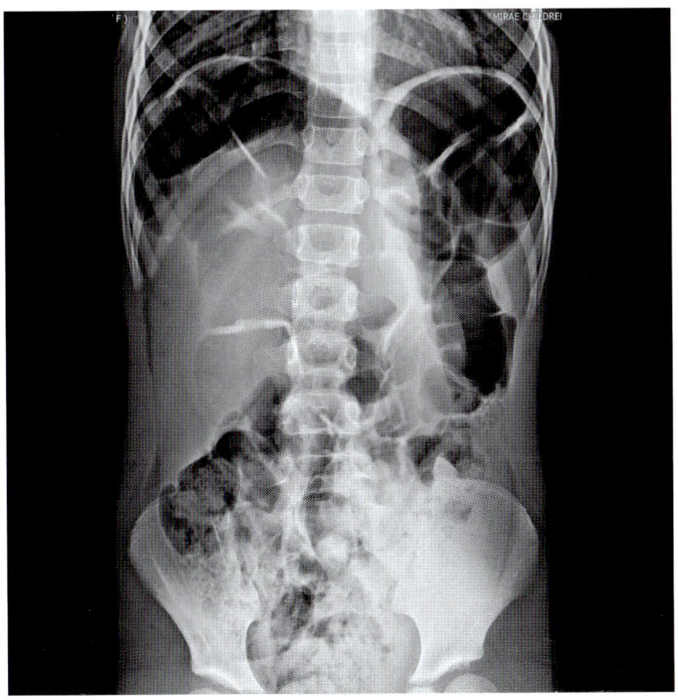

Gas shadow가 free air가 아니고 colon 내부의 gas로 haustral marking을 보이는 colon의 gas임

※Ches P-A 만으로는 free air가 보이는 pneumoperitoneum을 의심하게 되었던 사례

CHAPTER 2

ABDOMEN

학습목차

- Plain abdomen film에서 보아야 할 것들
- Erect film과 supine film의 차이
- Calculi or other abnormal intra-abdominal calcification
- Plain abdomen film에서 mass like density를 보이는 사례
- Plain abdomen film에서 colitis를 예견할 수 있는 소견
- Plain abdomen film에서 chest 병변을 발견했던 사례
- Plain abdomen film에서 bone lesion의 사례들
- Gas filled bowel loops의 abnormal position

1. Plain abdomen film에서 보아야 할 것들

1. Size,shape and position of the liver, spleen and kidneys
2. Abnormal accumulation of gas within the intestinal tract
3. Calculi or other abnormal intra-abdominal calcifications
4. Abnormal intra-abdominal mass
5. Free gas within the peritoneal cavity(pneumoperitoneum)
6. Ascitis
7. Radiopaque foreign bodies in gastrointestinal tract or within the peritoneal cavity
8. 주변의 bone(Spines, pubic and both femur)

2. Erect film과 supine film의 차이

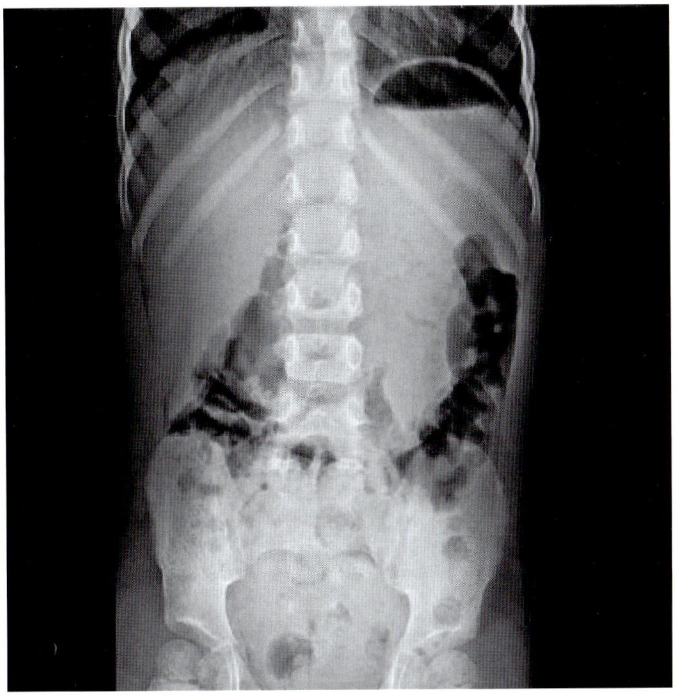

Erect position

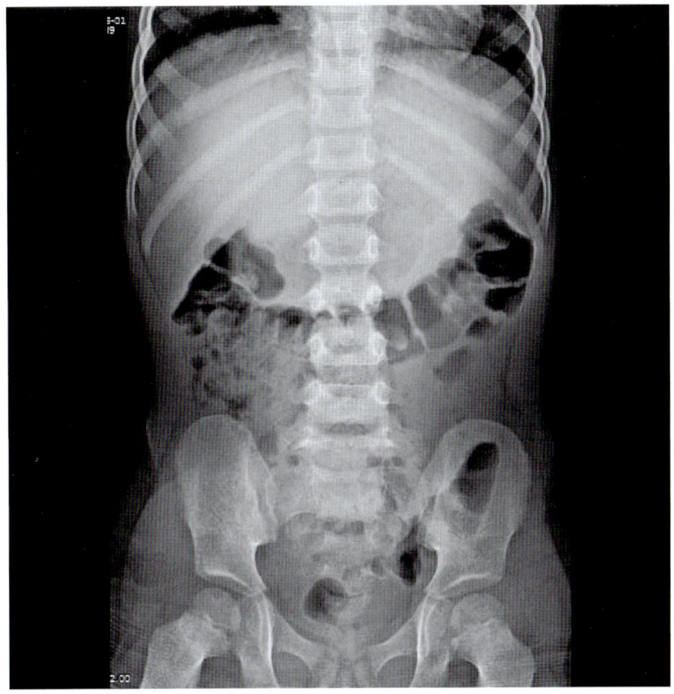

Supine position

Erect and spine postion의 film에서 erect film은 서서 찍기 때문에 stomach fundus gas가 left diaphragm 바로 아래에서 보이면서 전반적으로 bowel loops가 하방으로 치우침. 그러나 supine position의 film은 누워 있으므로 장기들이 해부학적인 원위치에 있으므로 각 장기를 보는 데 훨씬 용이함.

3. Calculi or other abnormal intra-abdominal calcification

1. GB stone 사례 1

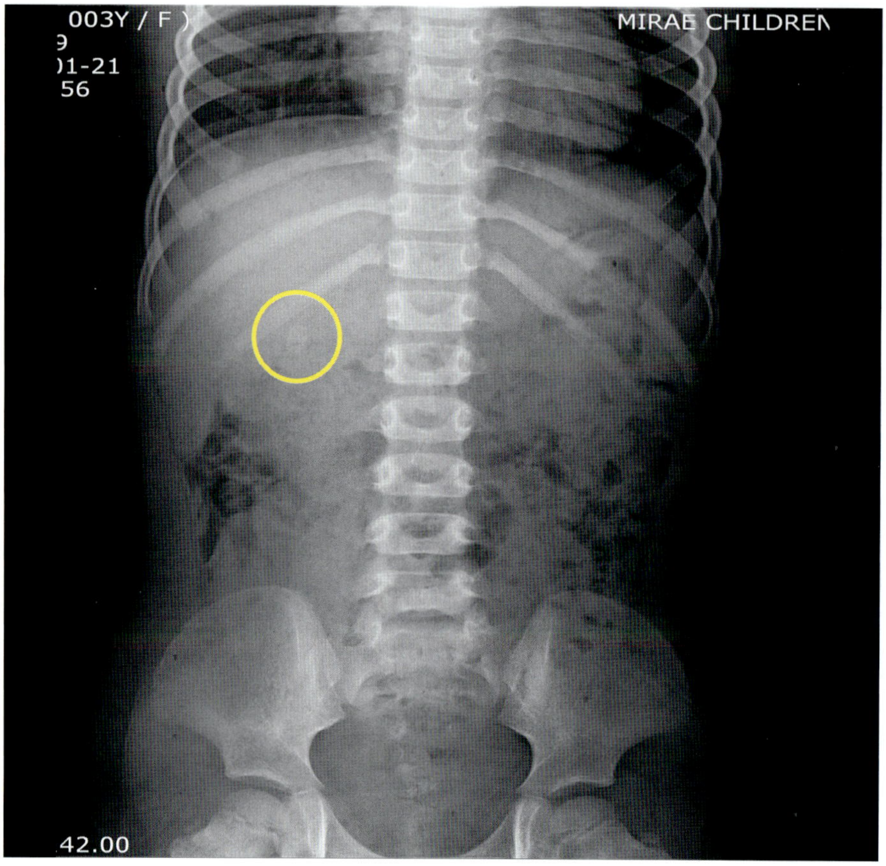

Calcific density in RUQ abdomen

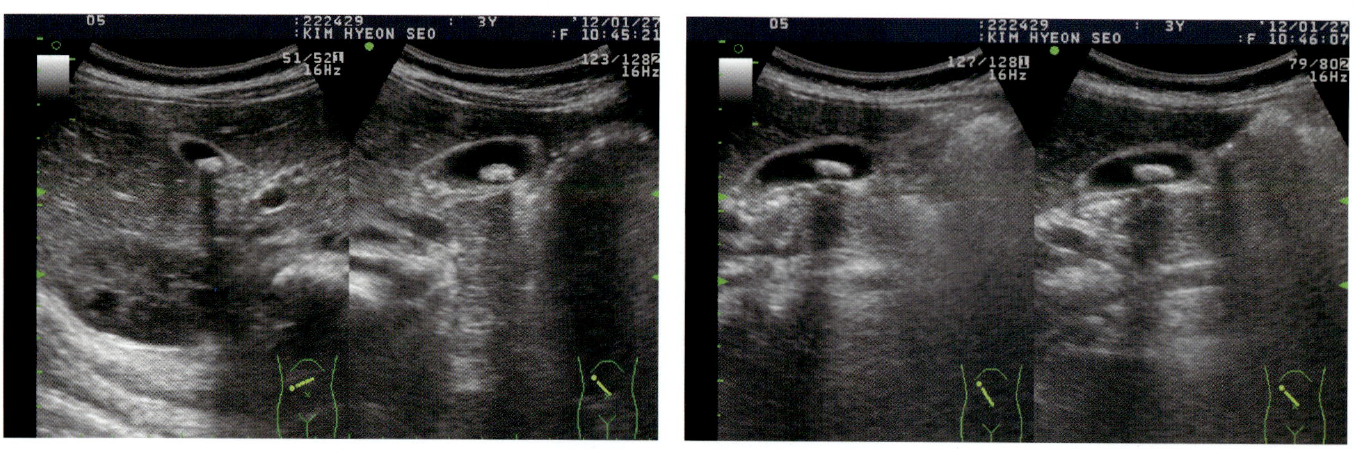

Echogenic lesion(with posterior shadowing) In GB

1. GB stone 사례 2

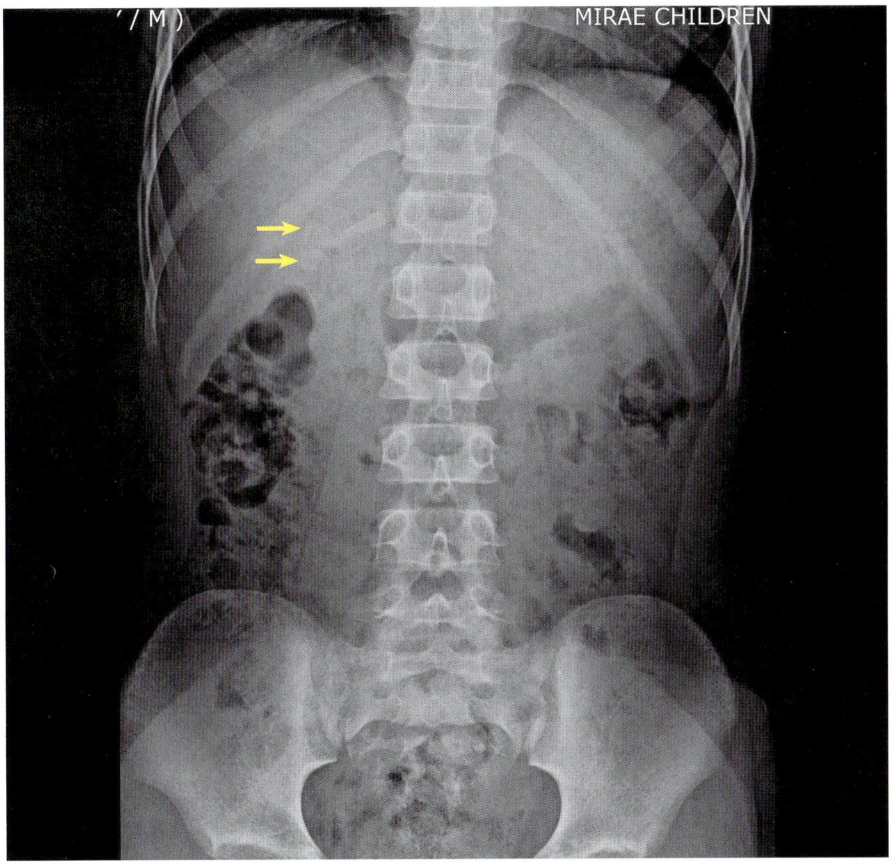

Calcific density in RUQ abdomen

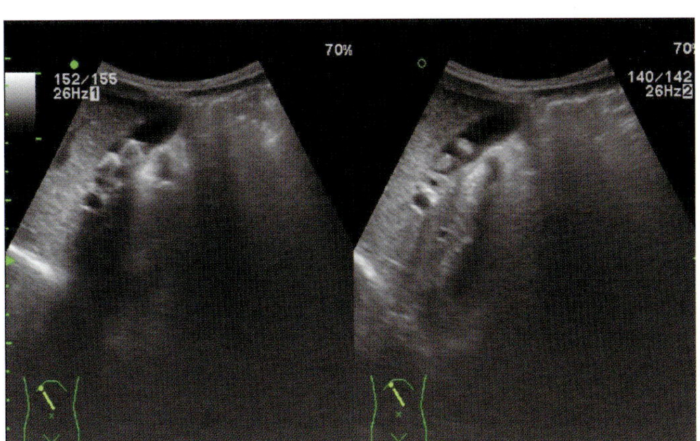

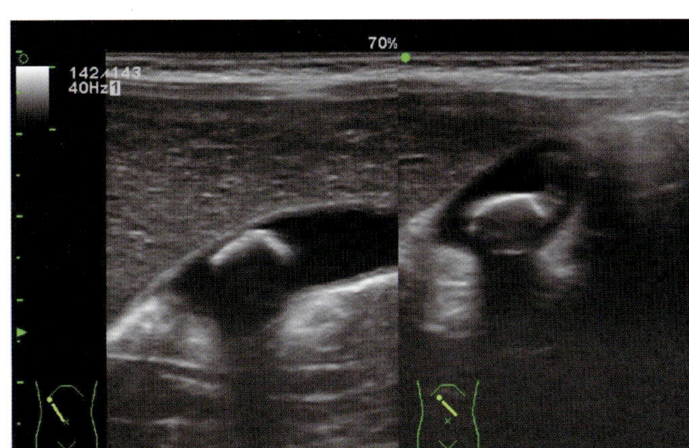

Echogenic lesion (with posterior shadowing) In GB

2. Appendix의 calcification 사례 1

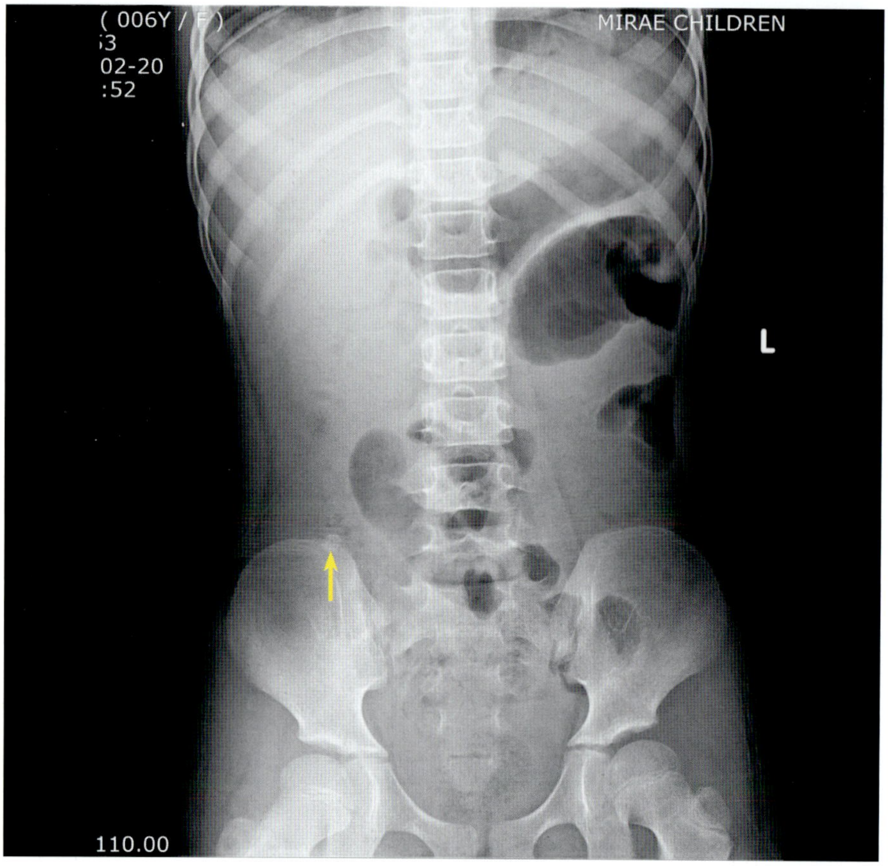

Calcific density in RLQ
(appendicolith???)

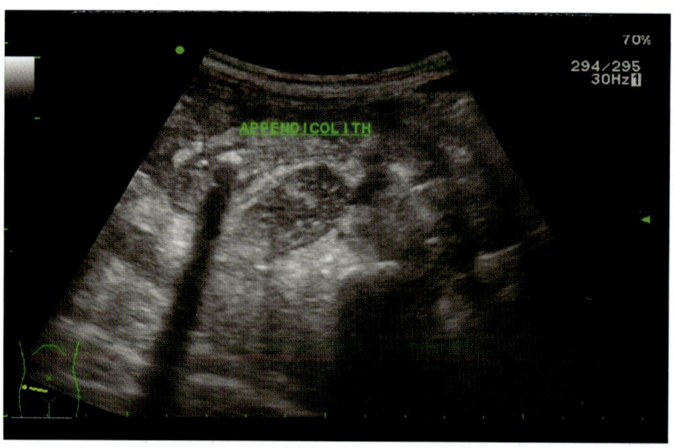

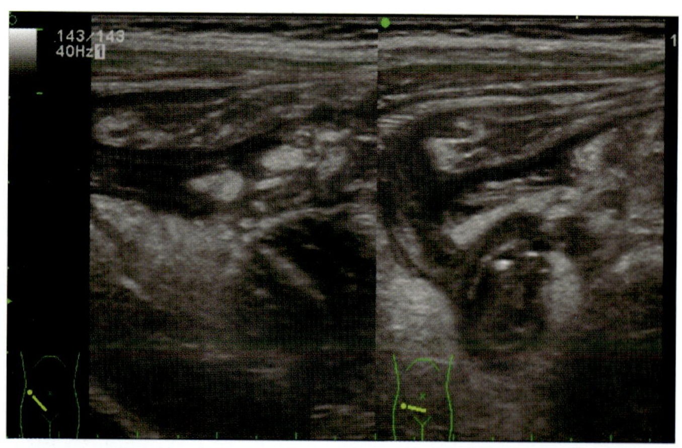

perforated appendix로 커진 appendix는 보이지 않고 appendicolith와 주위 mesenteric fat의 증가된 echo음영만 보임

2. Appendix의 calcification 사례 2

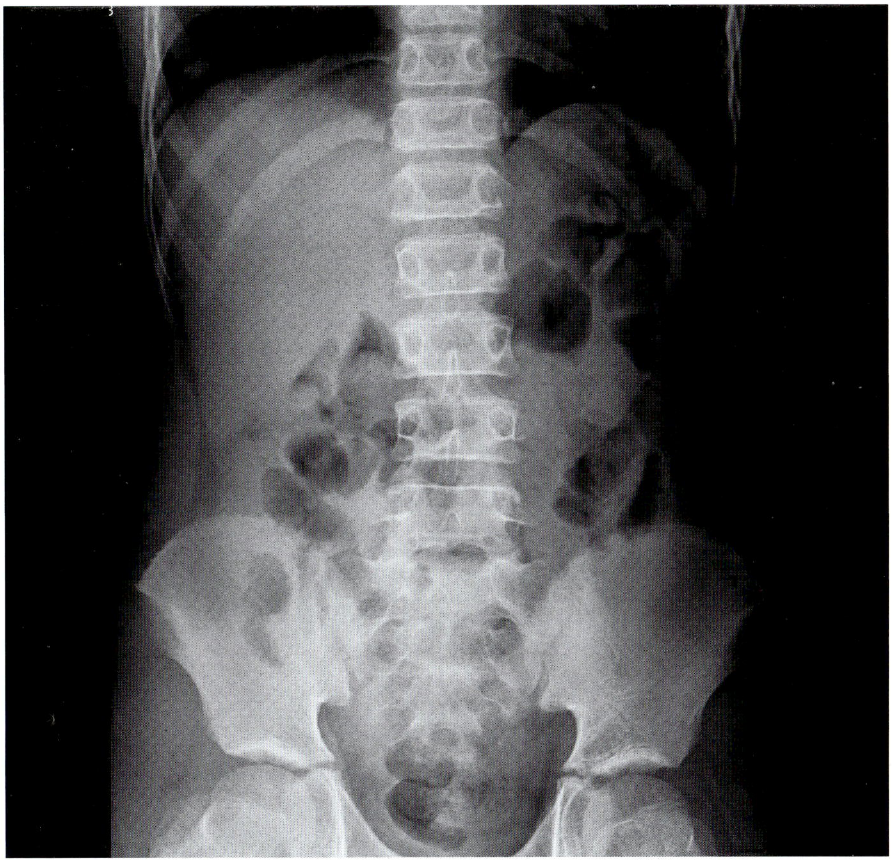

Calcific density in RLQ
(appendicolith???)

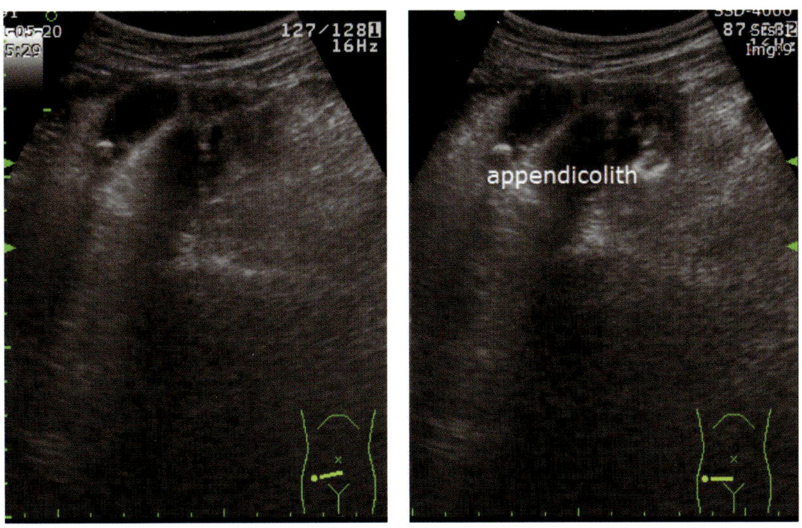

Enlarged appendix with appendicolith

2. Appendix의 calcification 사례 3

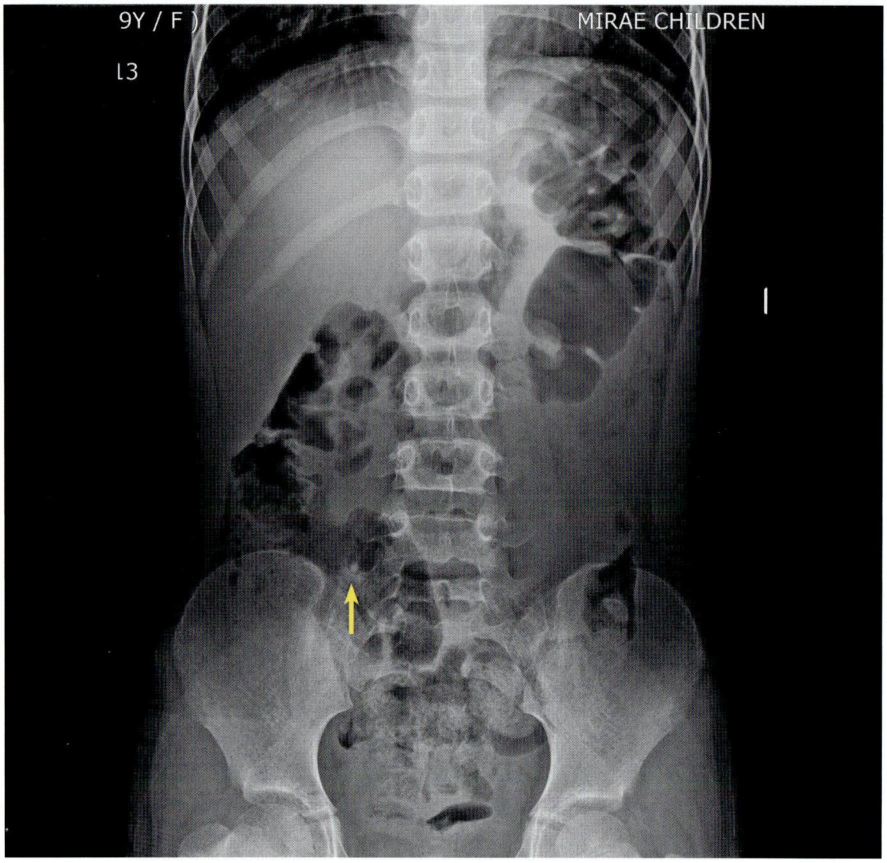

Calcific density in RLQ
(appendicolith???)

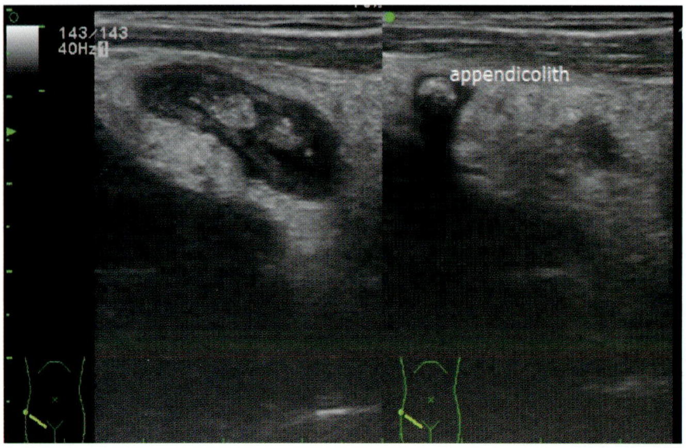

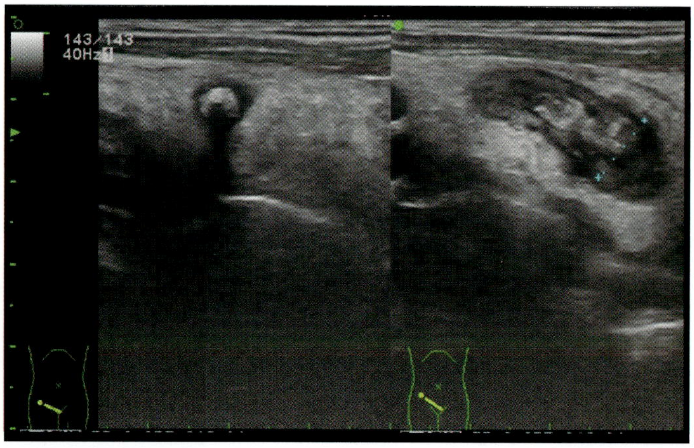

Enlarged appendix with appendicolith

3. Kidney tumor의 calcification 사례

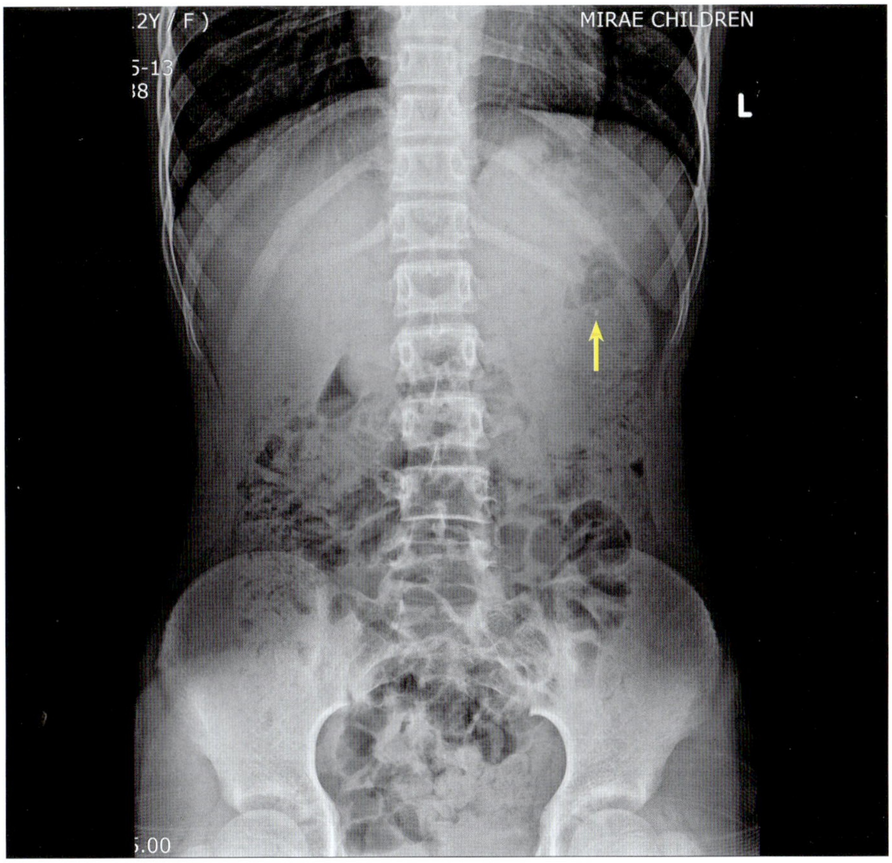

Calcific densities in LUQ abdomen

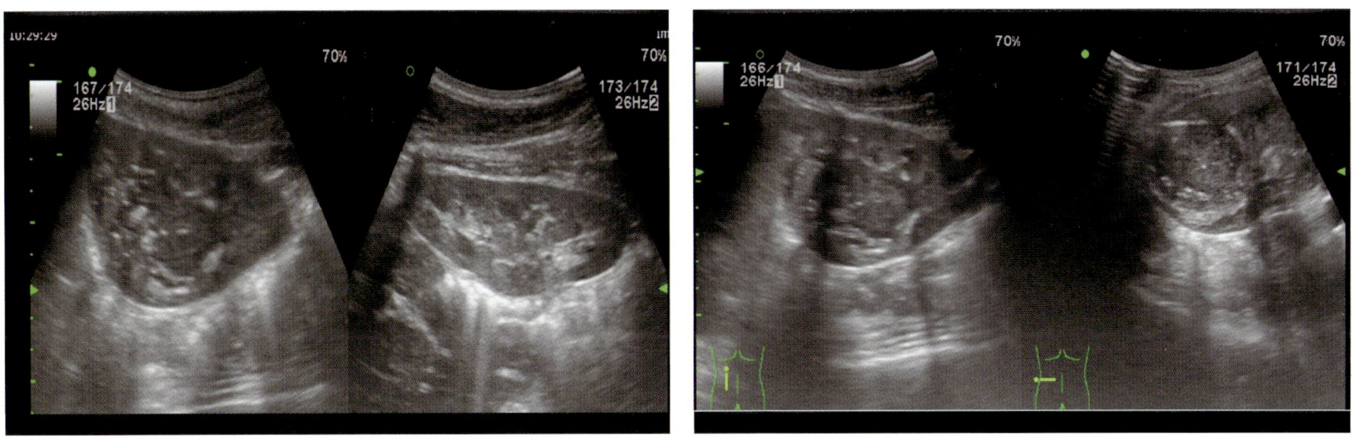

Echo-complex mass in left kidney
Normal right kidney

4. Teratodermoid cyst의 calcification 사례

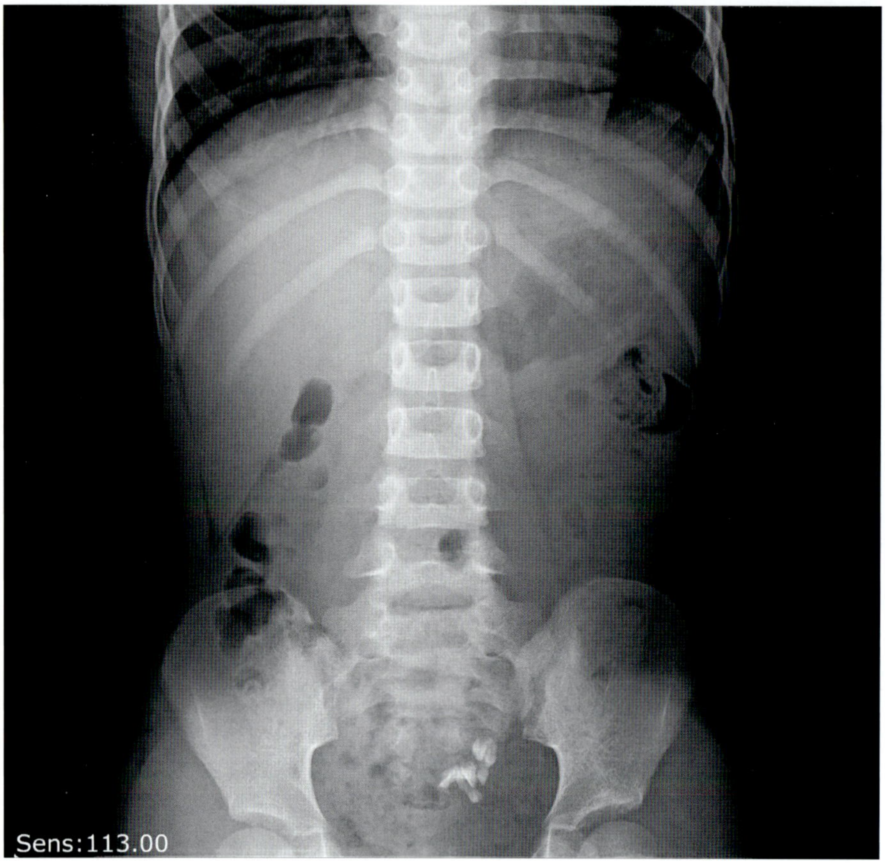

Tooth like calcific density in left side pelvic cavity

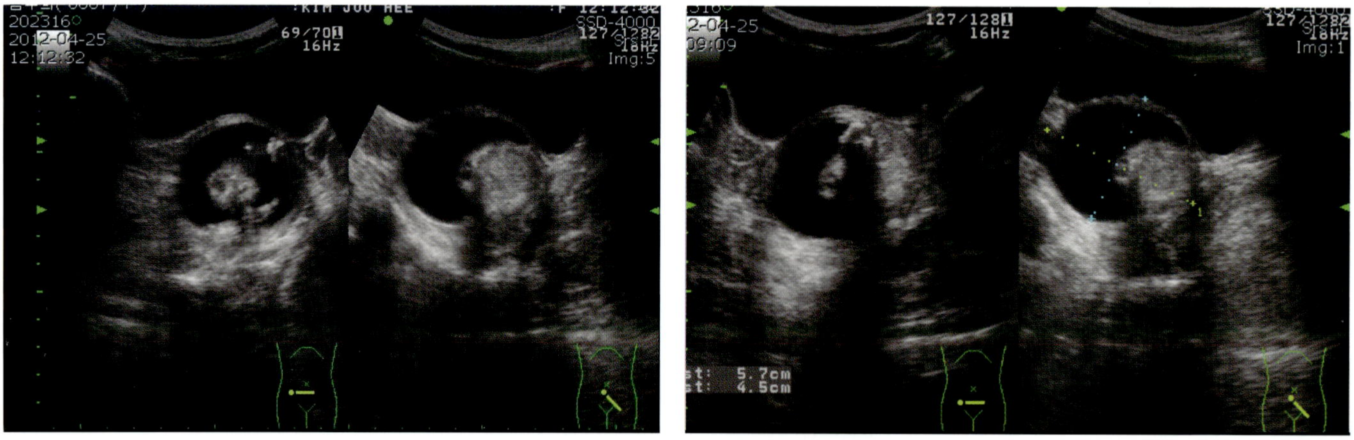

Cystic mass with solid portion

5. Dermoid cyst의 calcification 사례

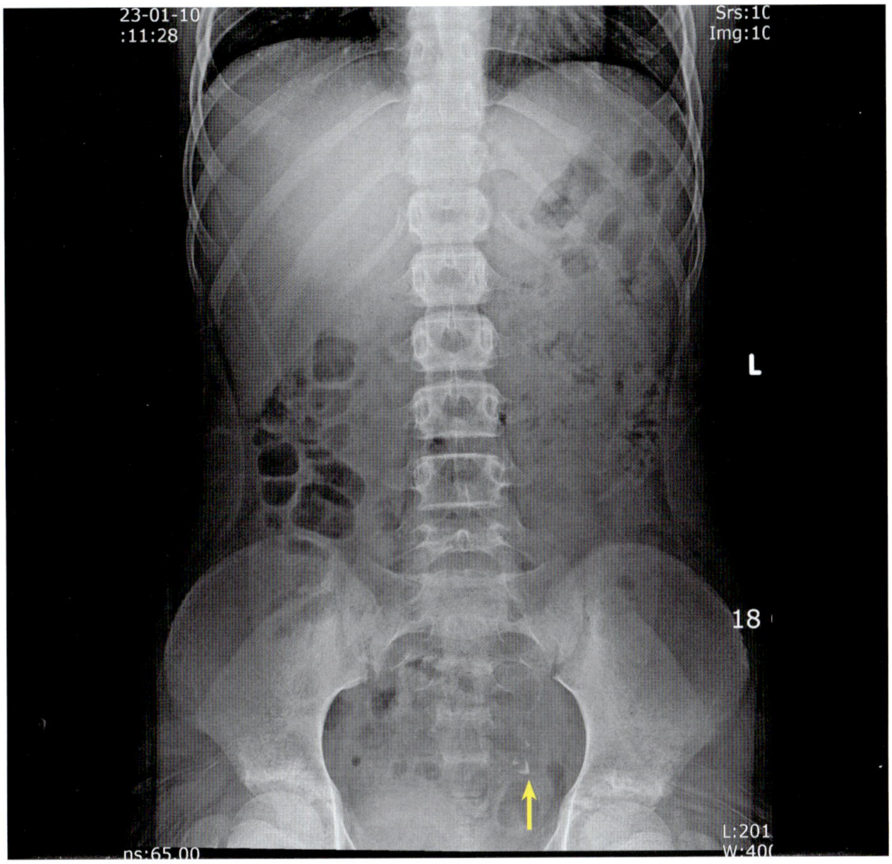

Calcific density in left side pelvic cavity

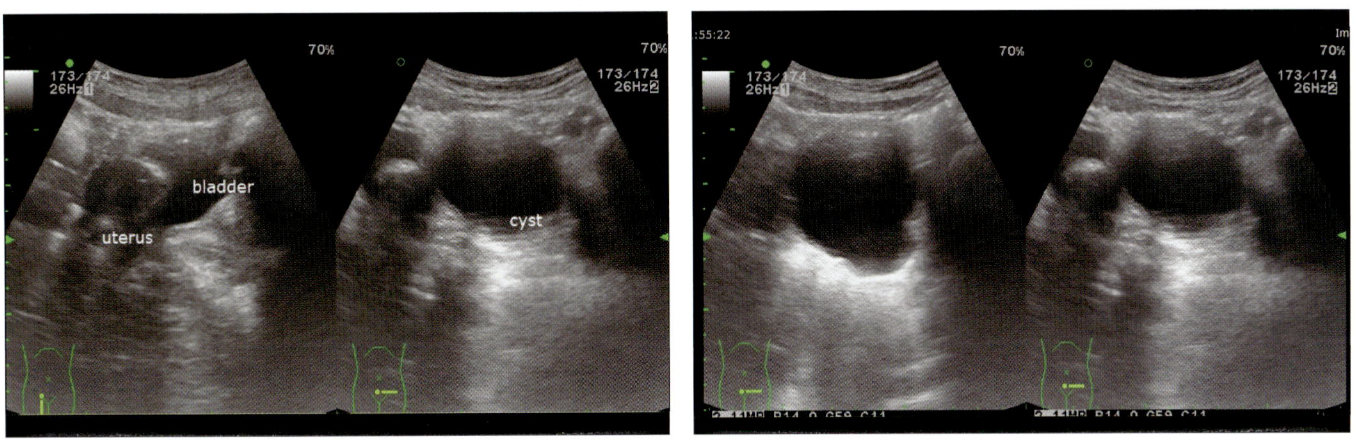

Solid portion은 보이지 않고 주로 cystic mass임

4. Plain abdomen film에서 mass like density를 보이는 사례

Intussusception 사례 1

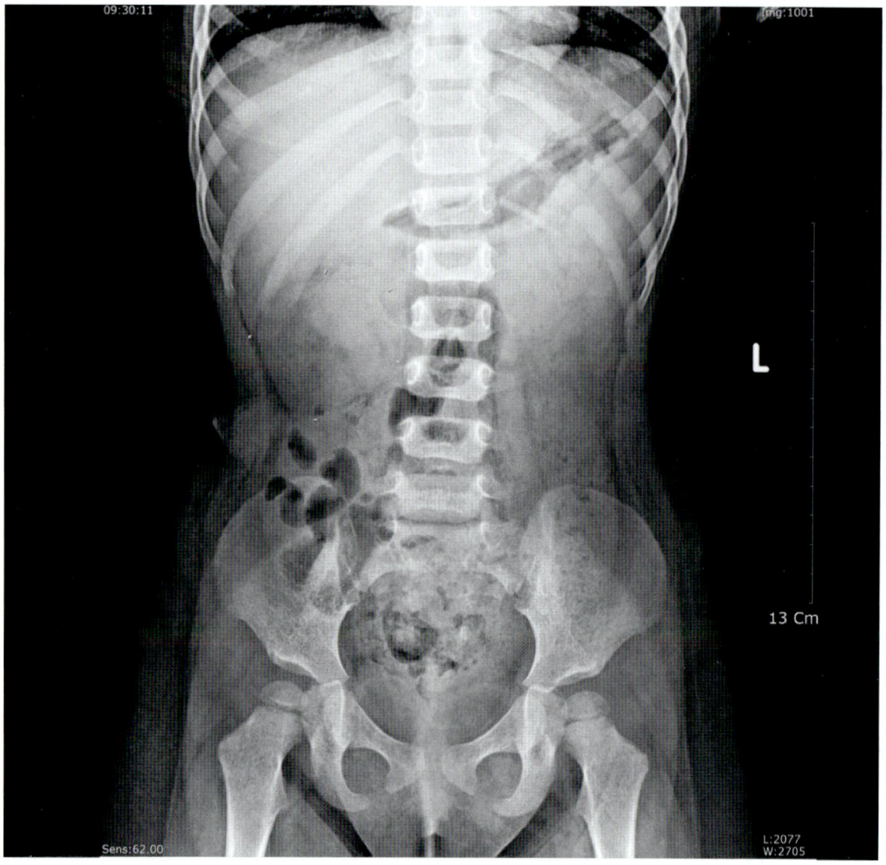

Mass like density in RUQ abdomen

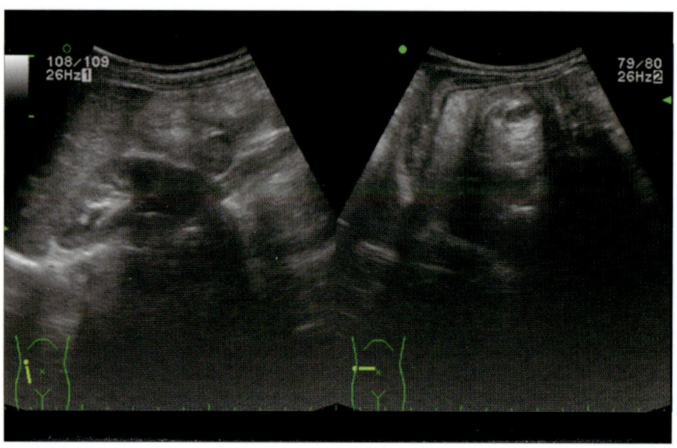

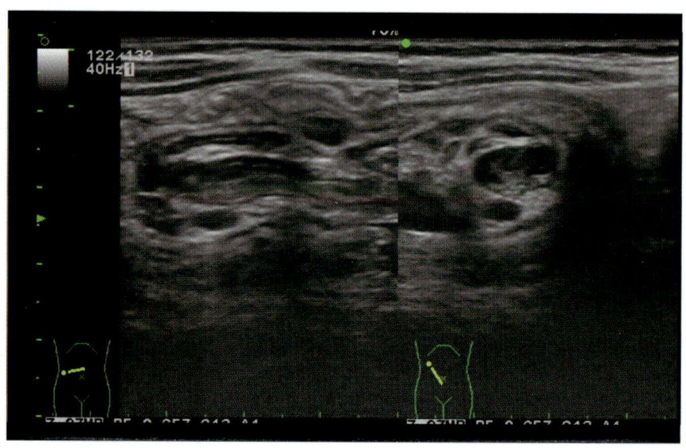

Rt.kidney 앞쪽으로 intussusceptum이 보임

Intussusception 사례 2

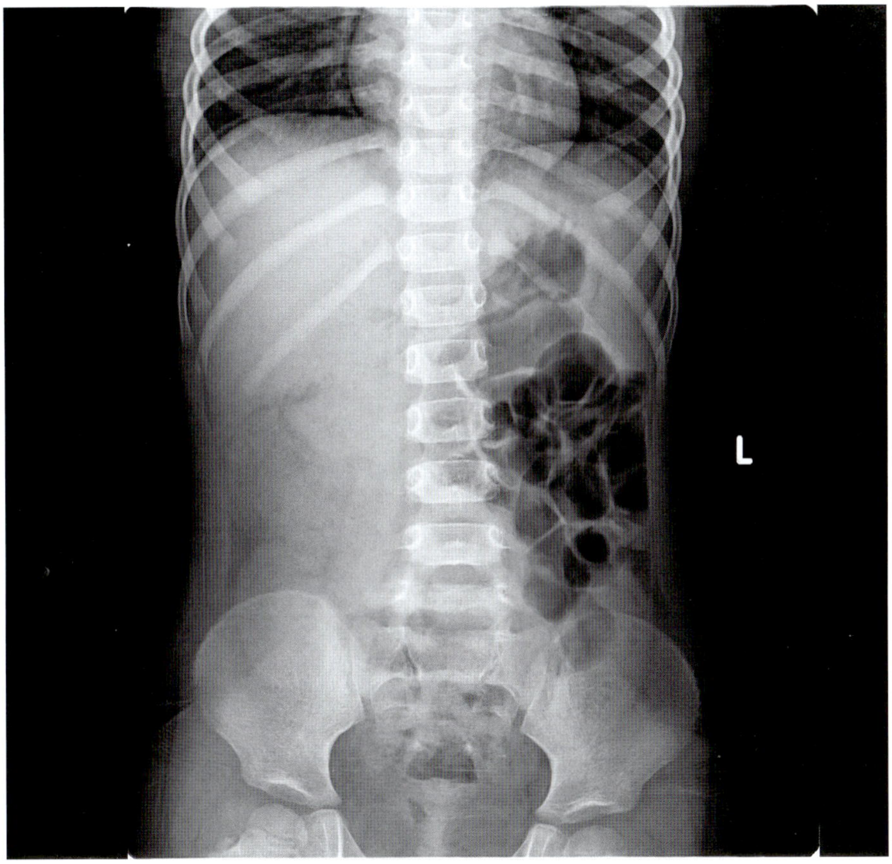

Relatively well marginated mass like density in right mid abdomen

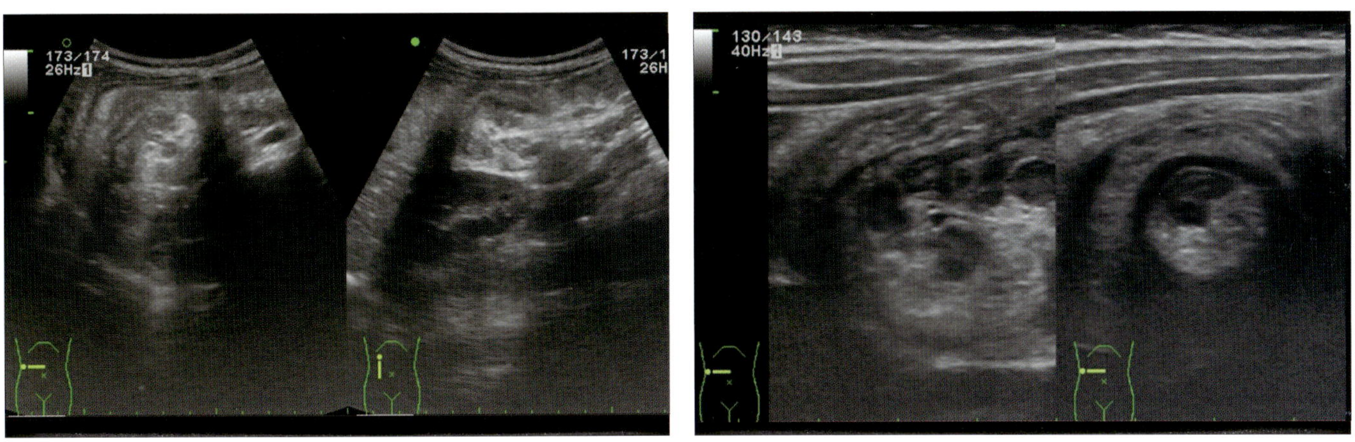

Rt.kidney 앞쪽으로 intussusceptum이 보임

Intussusception 사례 3

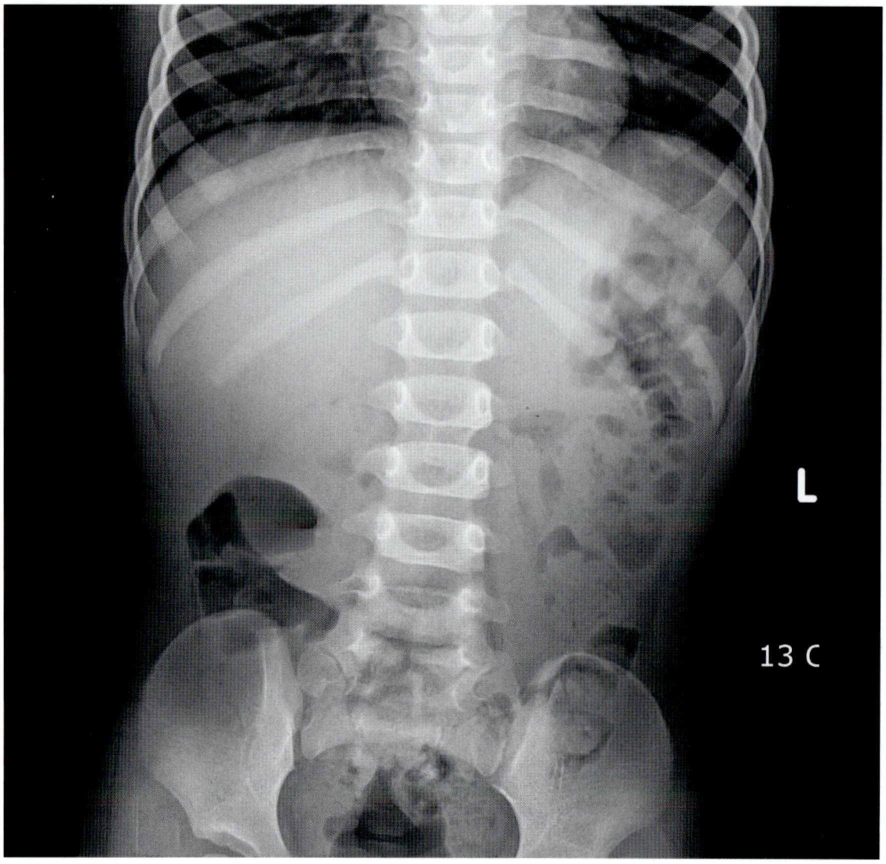

Relatively well marginated mass like density in right mid abdomen

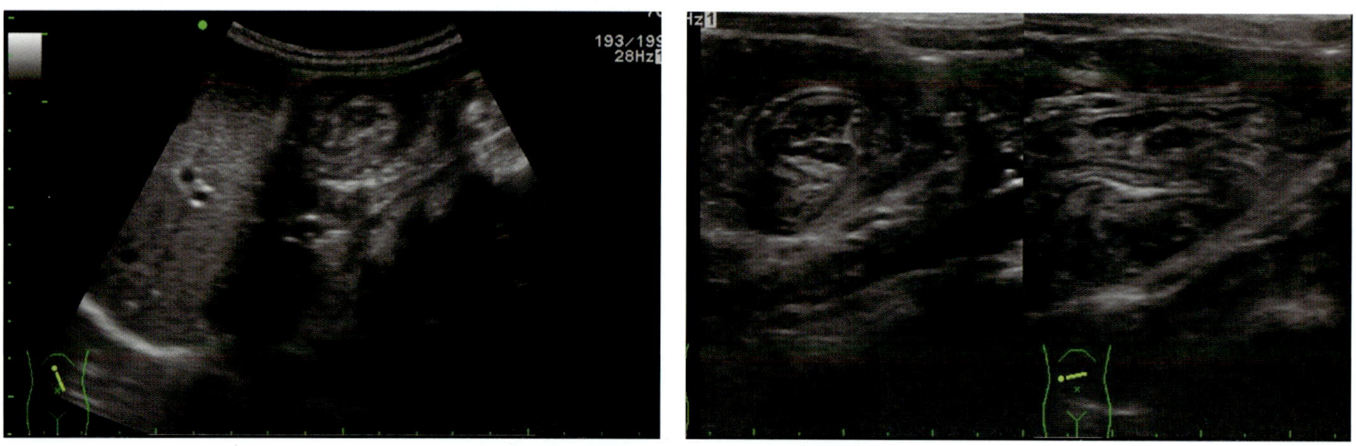

Rt.kidney 앞쪽으로 intussusceptum이 보임

Cystic mass 사례

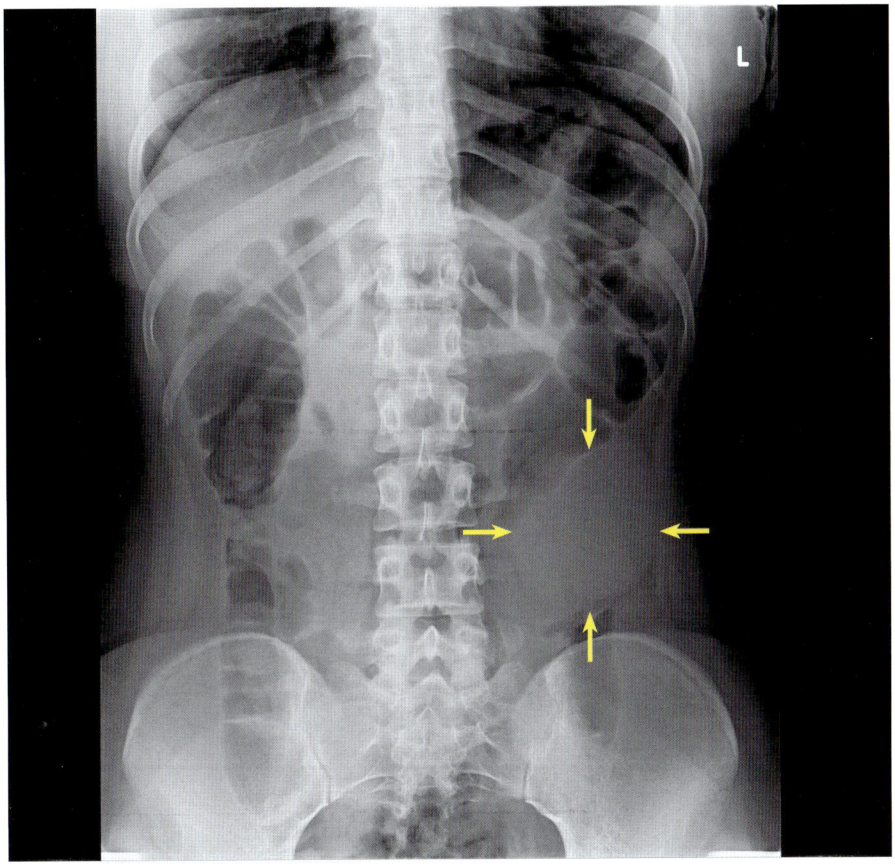

Well marginated soft tissue mass like density in left mid abdomen

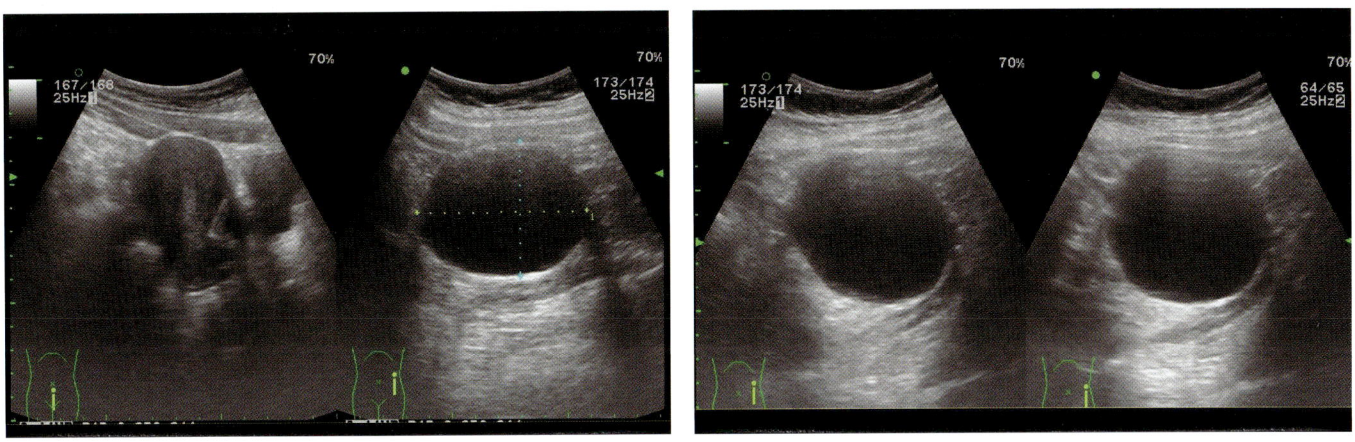

Cystic mass in left mid abdomen

Tumor mass 사례

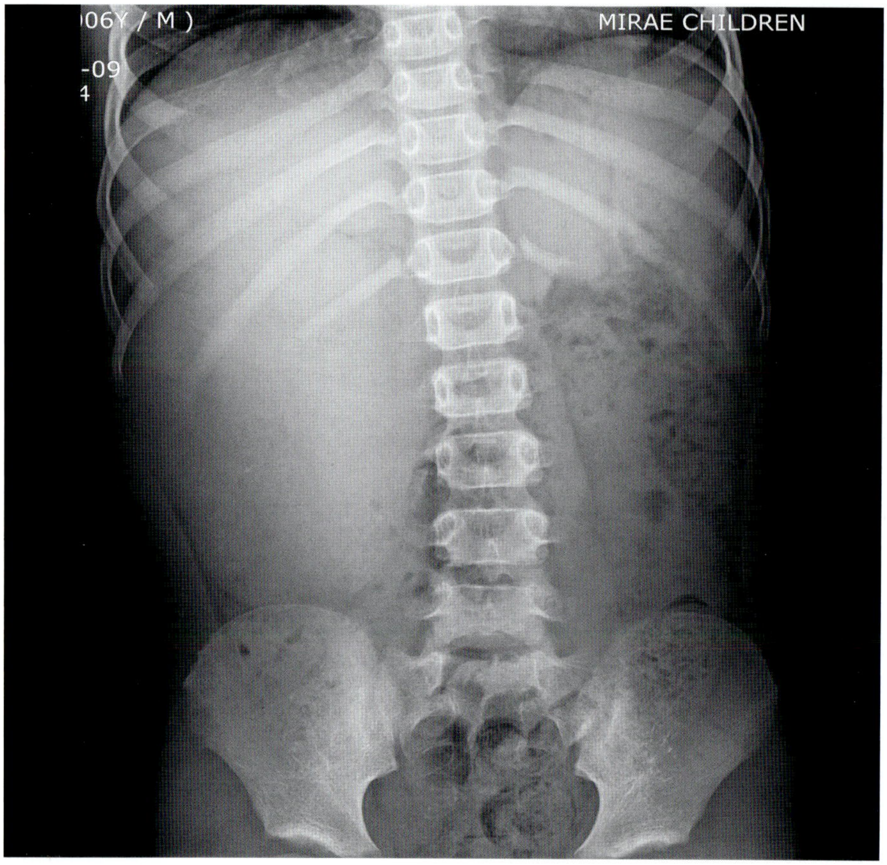

Huge relatively well marginated mass density in right abdomen

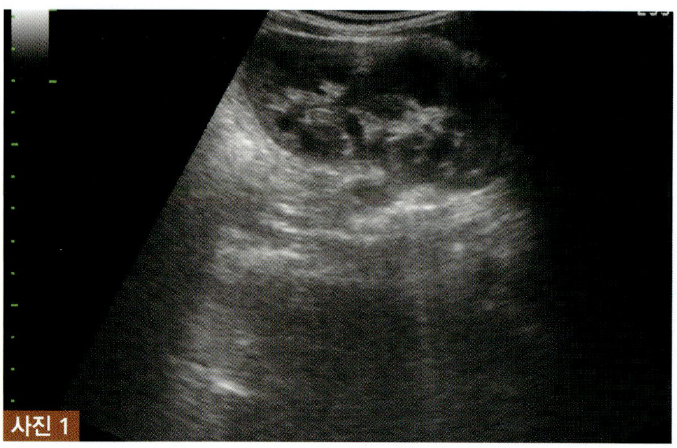

사진 1: normal left kidney

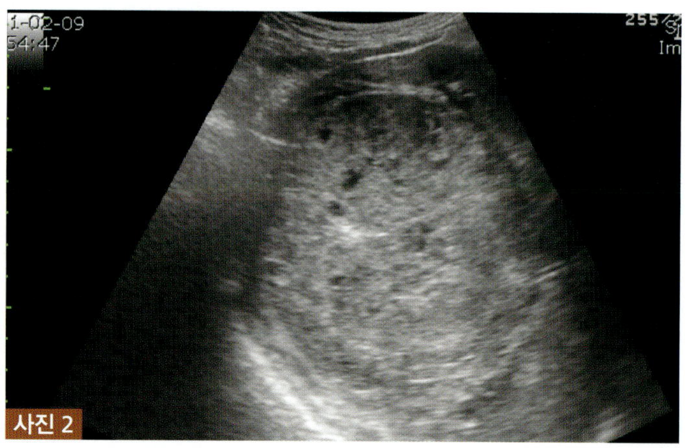

사진 2: solid mass in right kidney

5. Plain abdomen film에서 colitis를 예견할 수 있는 소견

Colitis 사례 1

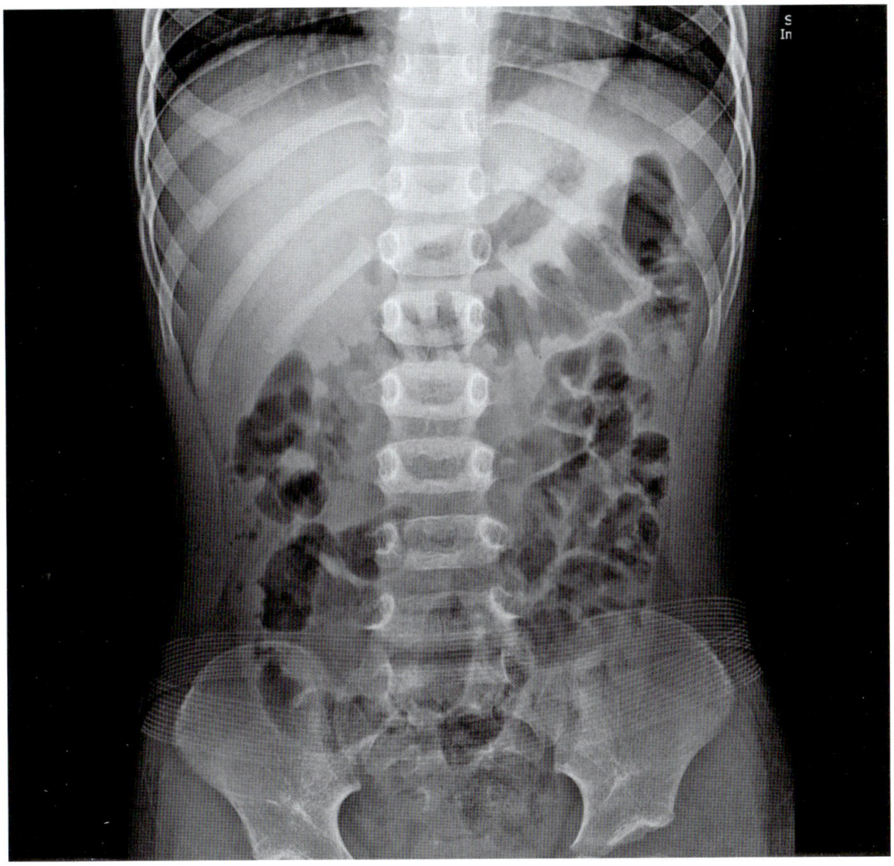

Irregular margin in air-filled transverse colon

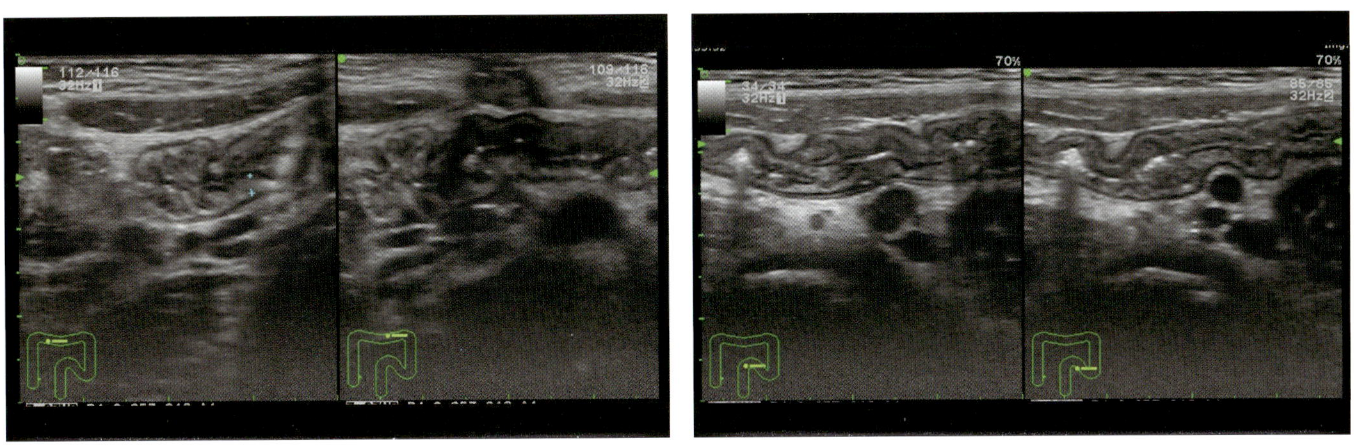

Lining mucosa의 thickening을 보이는 colitis

Colitis 사례 2

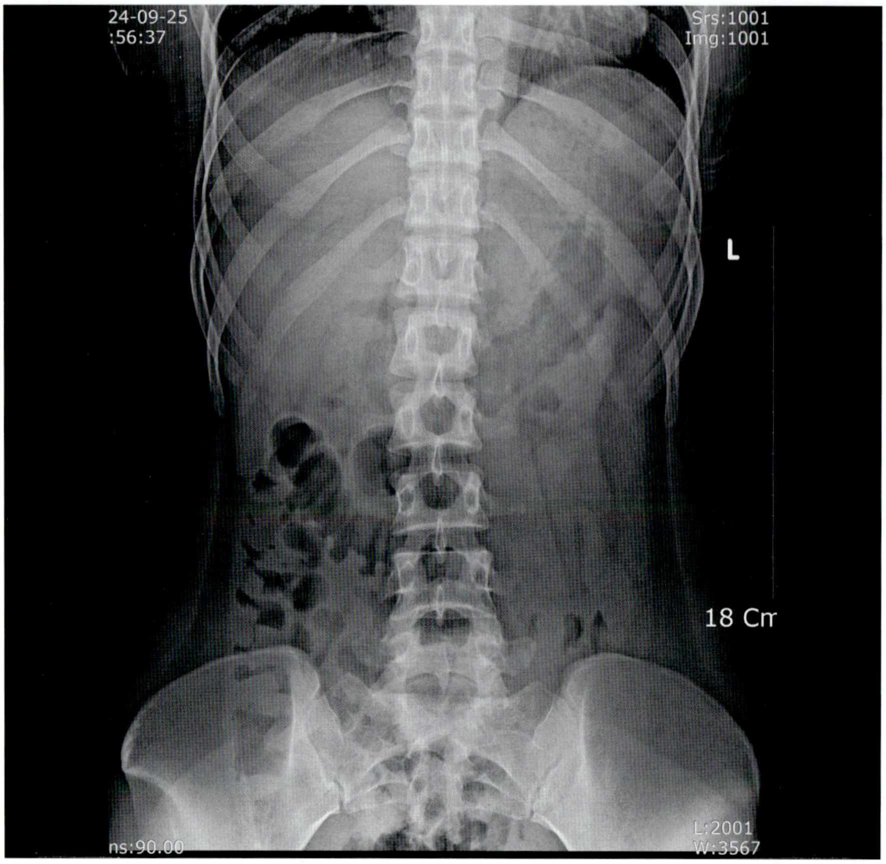

Irregular margin in air-filled ascending and transverse colon

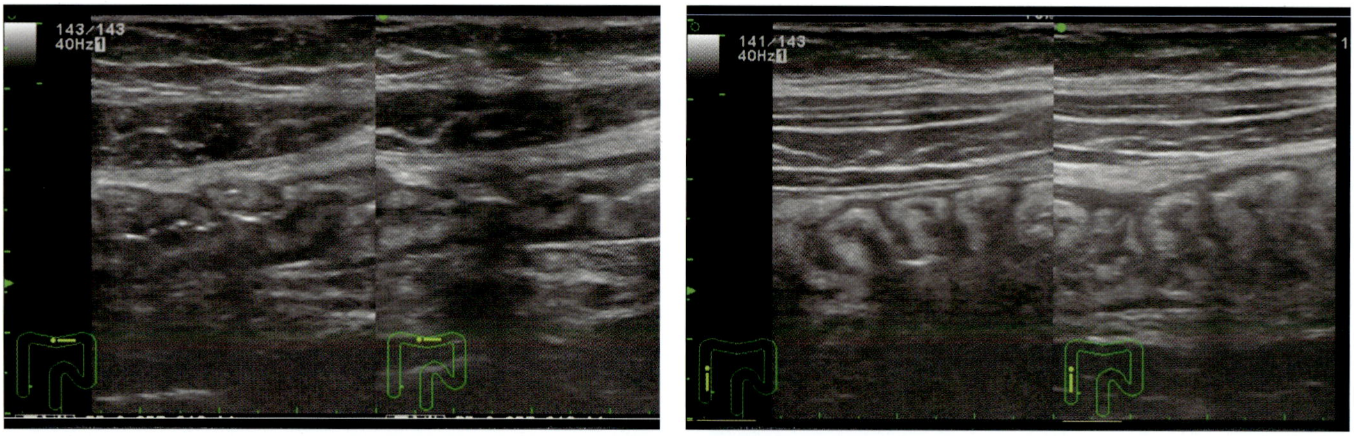

Lining mucosa의 thickening을 보이는 colilits

Colitis 사례 3

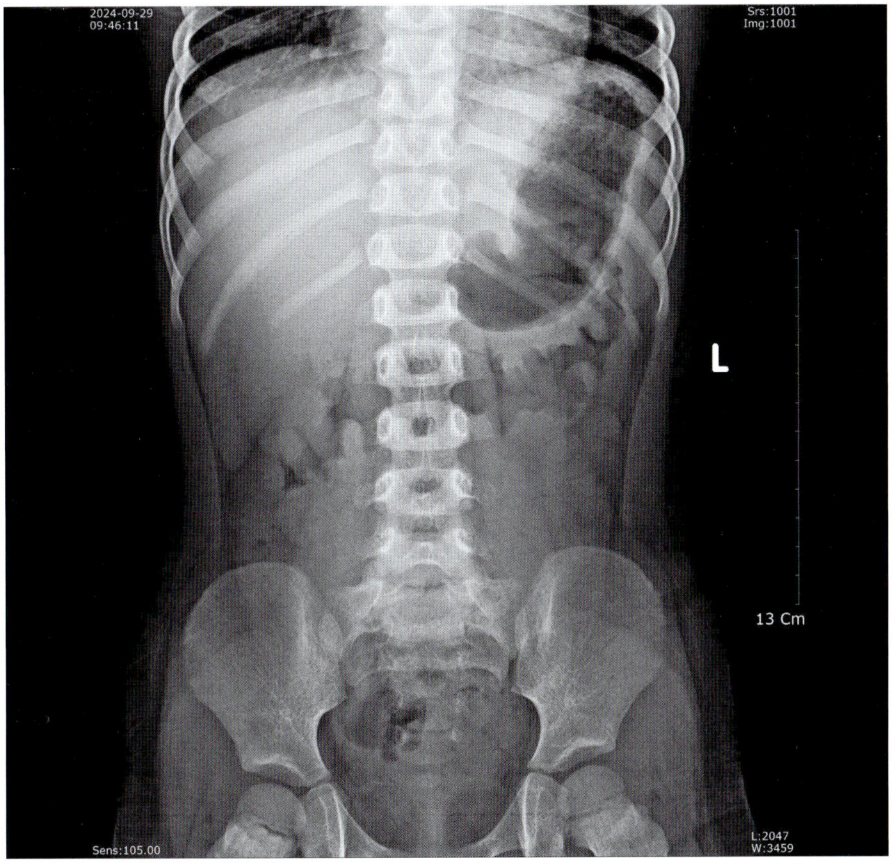

Irregular margin in air-filled transverse colon

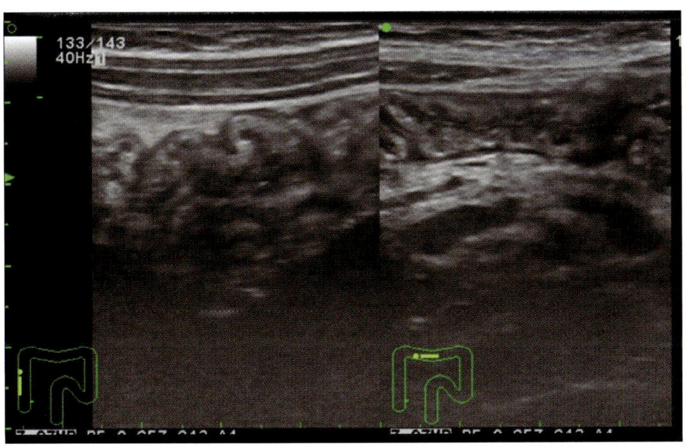

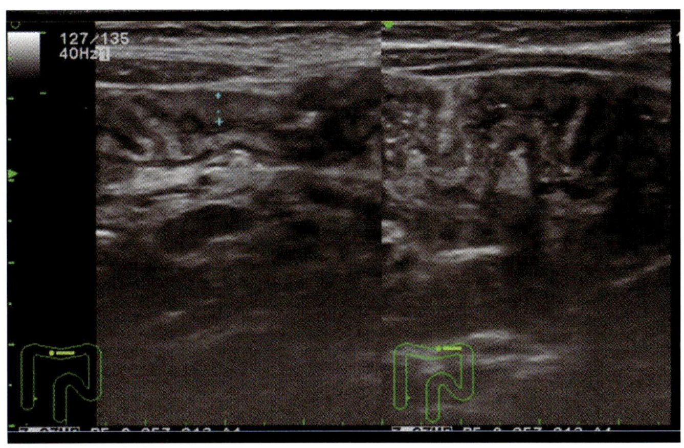

Lining mucosa의 thickening을 보이는 colilits

6. Plain abdomen film에서 chest 병변을 발견했던 사례

사례 1: Pneumonia in left lung

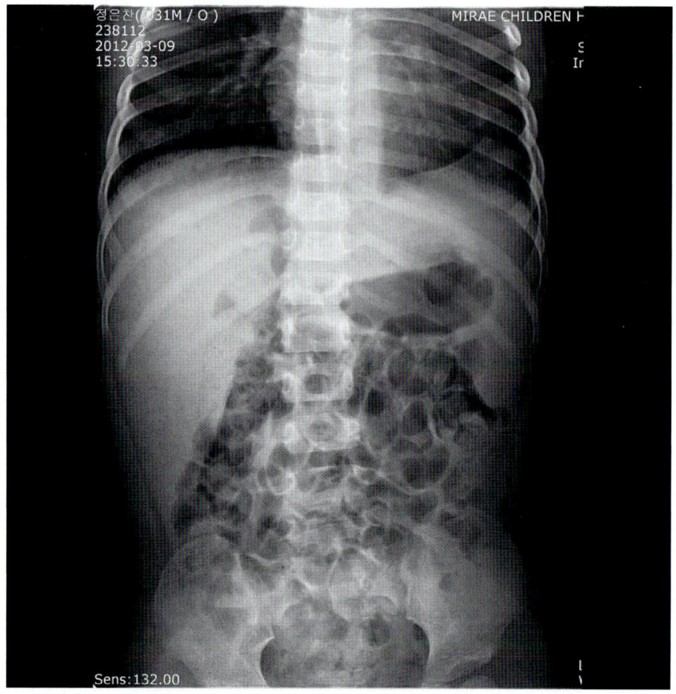

Abdominal pain을 호소해서 plain abdomen check 결과 abdomen에는 bowel gas만 보이고 특이 소견이 없으나 left diaphragm 위쪽으로 lung에 이상소견을 보임

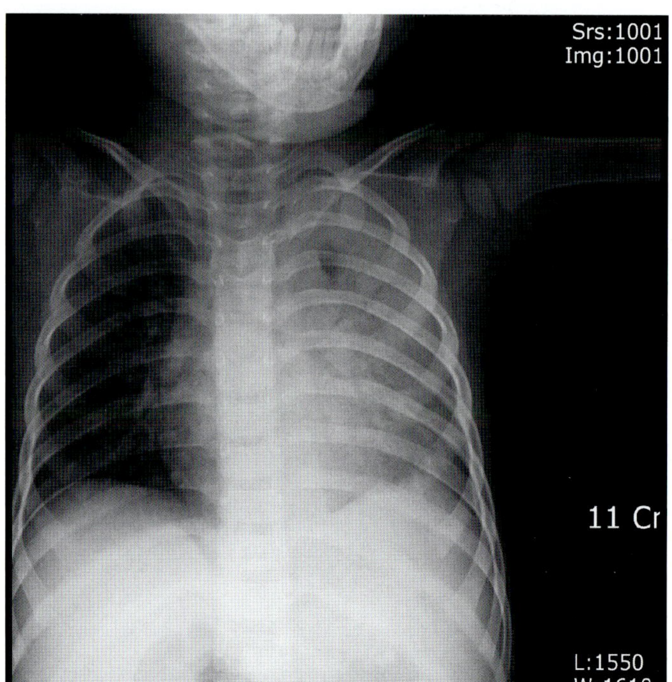

다시 chest film check 결과 left lung에 pn.가 보였던 사례

사례 2: Pleural effusion

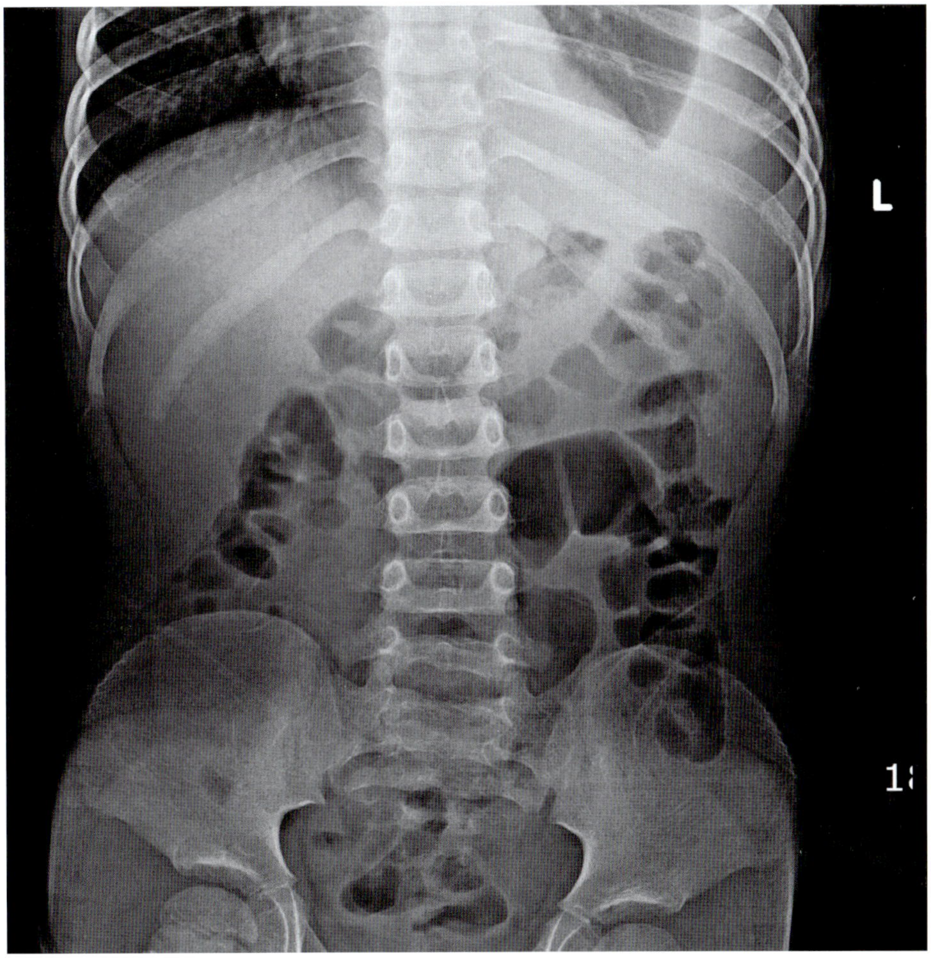

Abdominal pain을 호소해서 plain abdomen check 결과 abdomen에는 bowel gas만 보이고 특이 소견이 없으나 left lower thorax 부분에서 homogenous increased density가 보임 그래서 추가로 chest P-A와 Lt. lateral decubitus 촬영을 하게 됨.

Chest P-A film

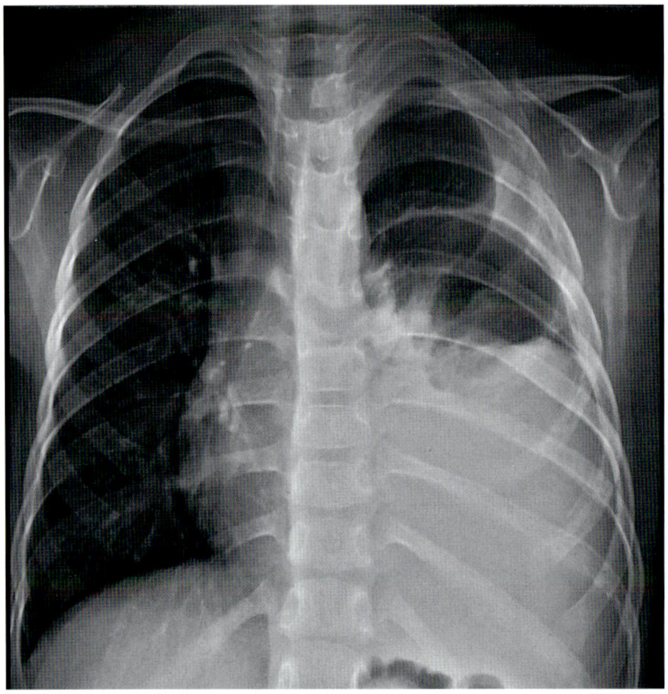

Hazy increased density가 Lt. mid and lower thorax에서 주로 보이며 upper thorax에서도 약간 보임.

Lt. lateral decubitus film

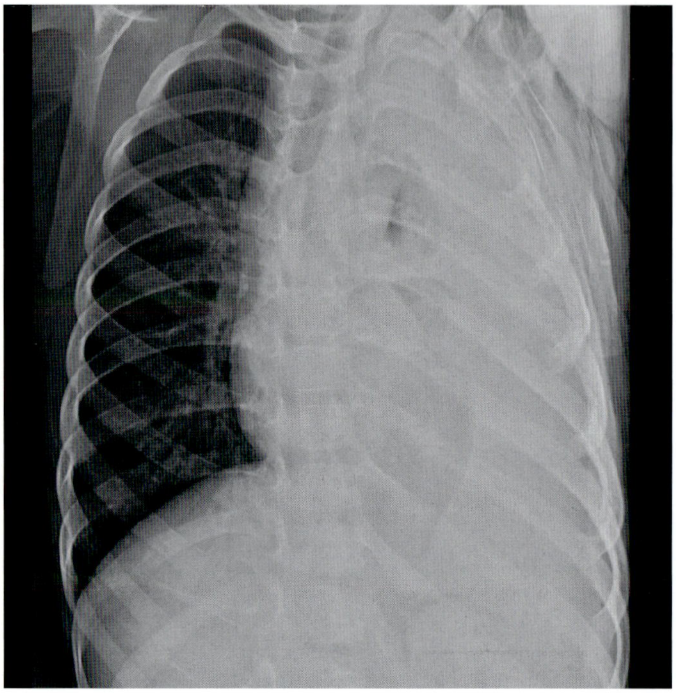

Hazy increased density가 Lt. lateral thorax로 이동.

이 환아는 thoracentesis와 CT시행한 결과 blood와 multiple rib fracture가 보임. 그래서 아동 학대를 의심했었는데 서울대 병원 전원 결과 “Gorham’s disease”로 확진된 경우임. Gorham’s disease란 bone내에 thin walled blood vessels or lymphatic channels의 uncontrolled growth로 progressive bone loss를 보이는 rare bone disorder임

7. Plain abdomen film에서 bone lesion의 사례들

사례 1. Femur의 cystic lesion

Plain abdomen

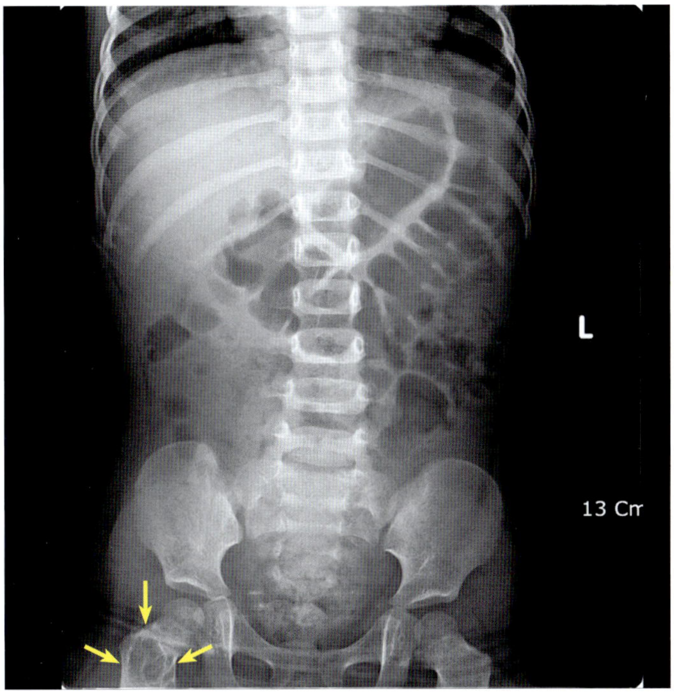

Pelvis A-P

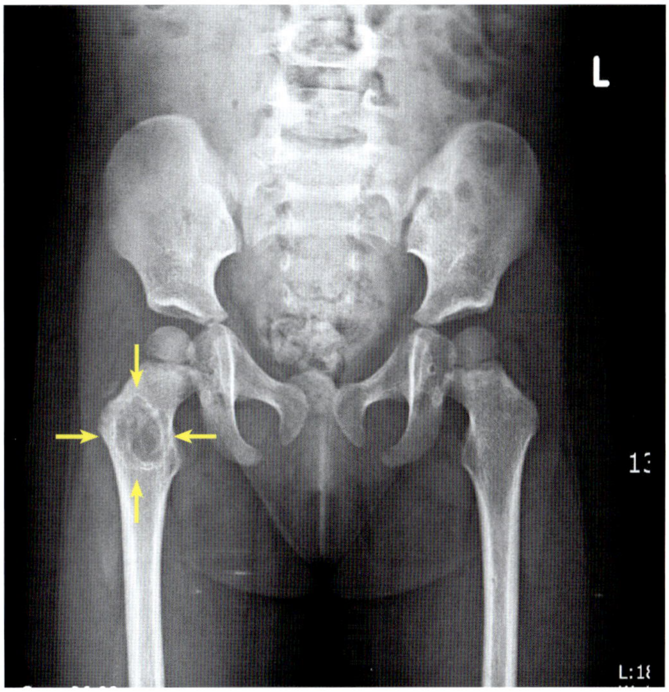

Plain abdomen film에서 gas filled stomach와 transverse colon만 보이고 abdomen 에서는 특이 소견이 보이지 않으나 살짝 보이는 Rt. femur에 이상소견이 의심되어 pelvis A-P check 결과 right femur의 upper portion에서 sclerotic margin을 갖는 radiolucent lesion을 발견하게 됨.

사례 2-1: Perthes' disease(ischemic necrosis of epiphysis of femoral head)

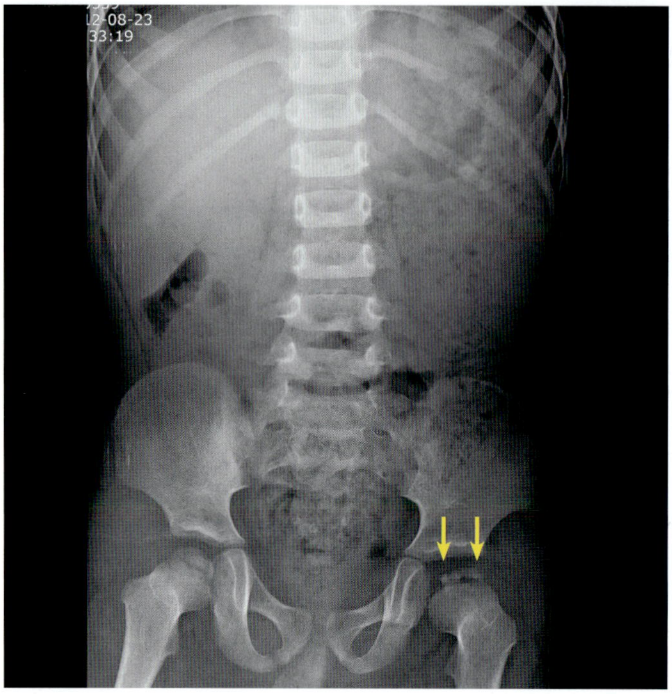

Flattening with irregular outline in epiphysis of left femoral head

- **정의**: Parthes' disease는 원인을 알 수 없는 특발성 혈행 장애로 인해 소아의 미성숙 대퇴부골두에서 혈류 공급이 감소하면서 발생하는 무혈성 골괴사
- **병의 진행단계**
  1. 괴사기(Infarction/Necrosis): 혈류 차단으로 골두뼈가 죽음
     기간: 3개월~1년
  2. 분절기(Fragmentation): 죽은 뼈가 부서지고 골두가 납작해짐
     6개월~2년 정도 지속
  3. 재골화기(Reossification): 새로운 뼈가 다시 자라남
     1~3년 정도 지속
  4. 치유변형기(Remodeling): 대퇴골두가 원래 모양으로 회복되거나 변형이 남음
     성장이 멈출때까지 계속됨
- **진단**

  X-Ray: 대퇴골두가 작아지고, 휘거나 조각난 모양

  MRI: X-Ray보다 초기 발견에 유용

사례 2-2: Perthes' disease(ischemic necrosis of epiphysis of femoral head)

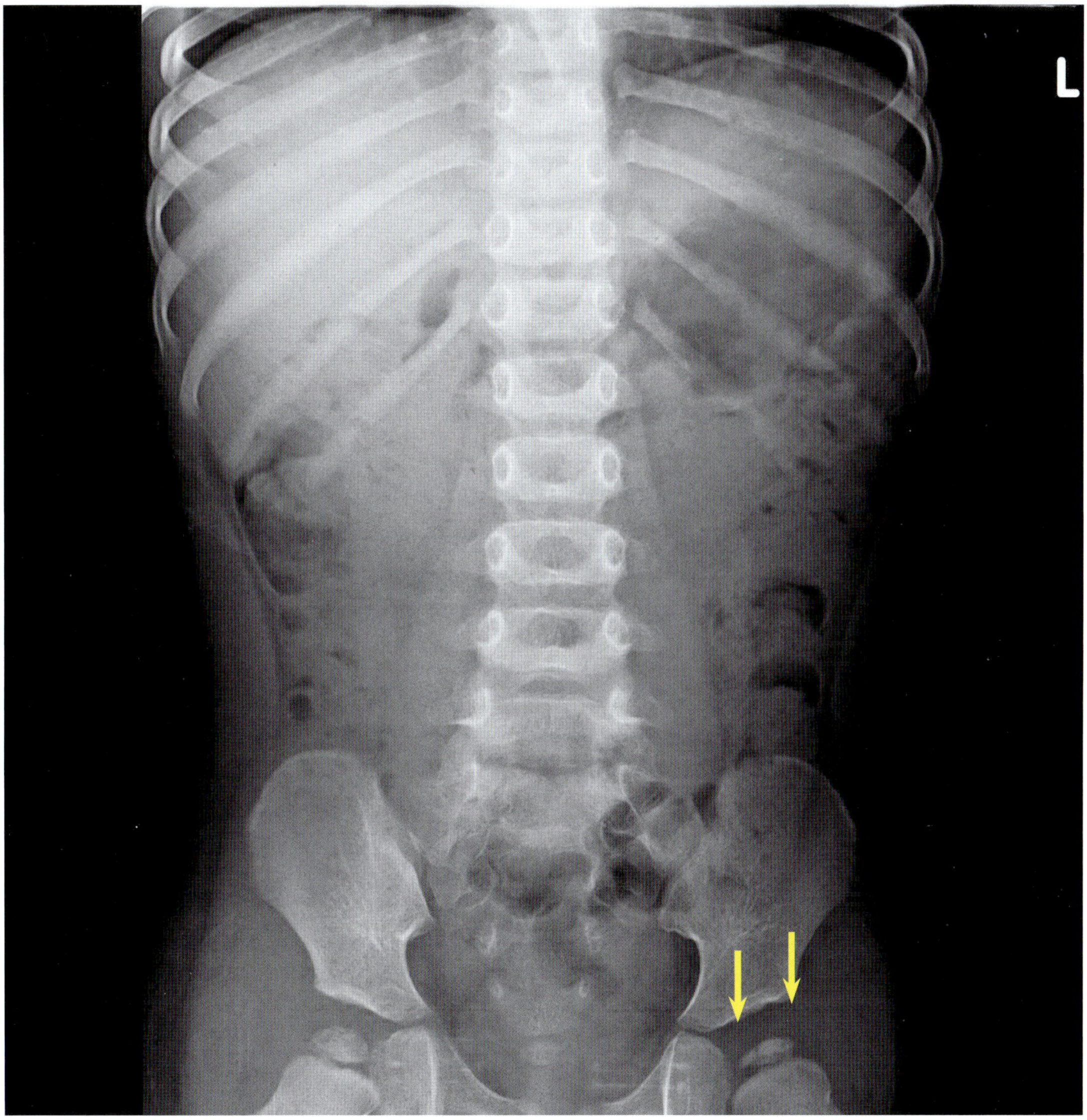

Flattening with fissures in epiphysis of left femoral head

사례 2-3: Perthes' disease(ischemic necrosis of epiphysis of femoral head)

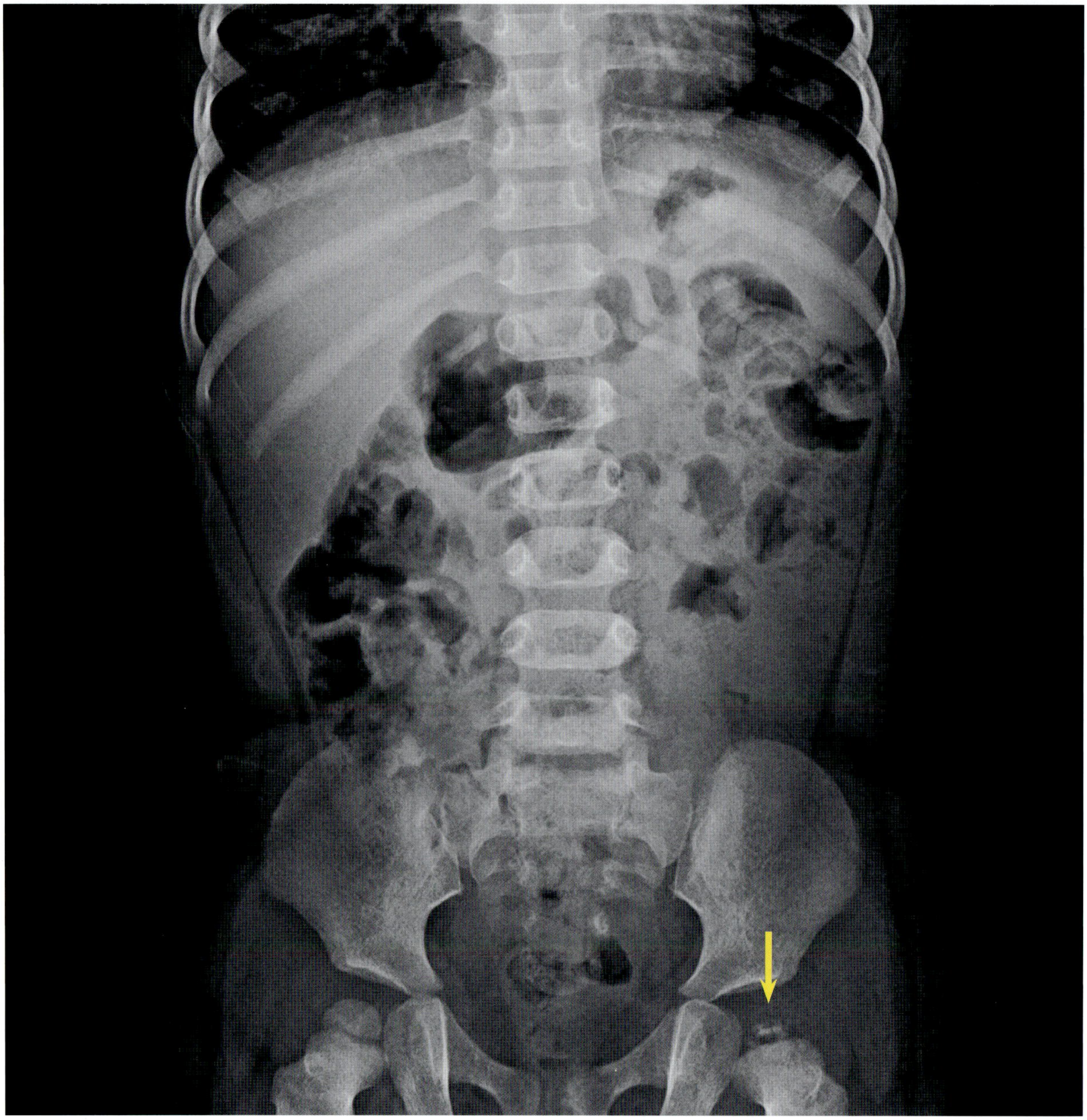

Flattening with irregular outline in epiphysis of left femoral head

사례 3: Cystic lesion과 perthes' disease을 보였던 사례

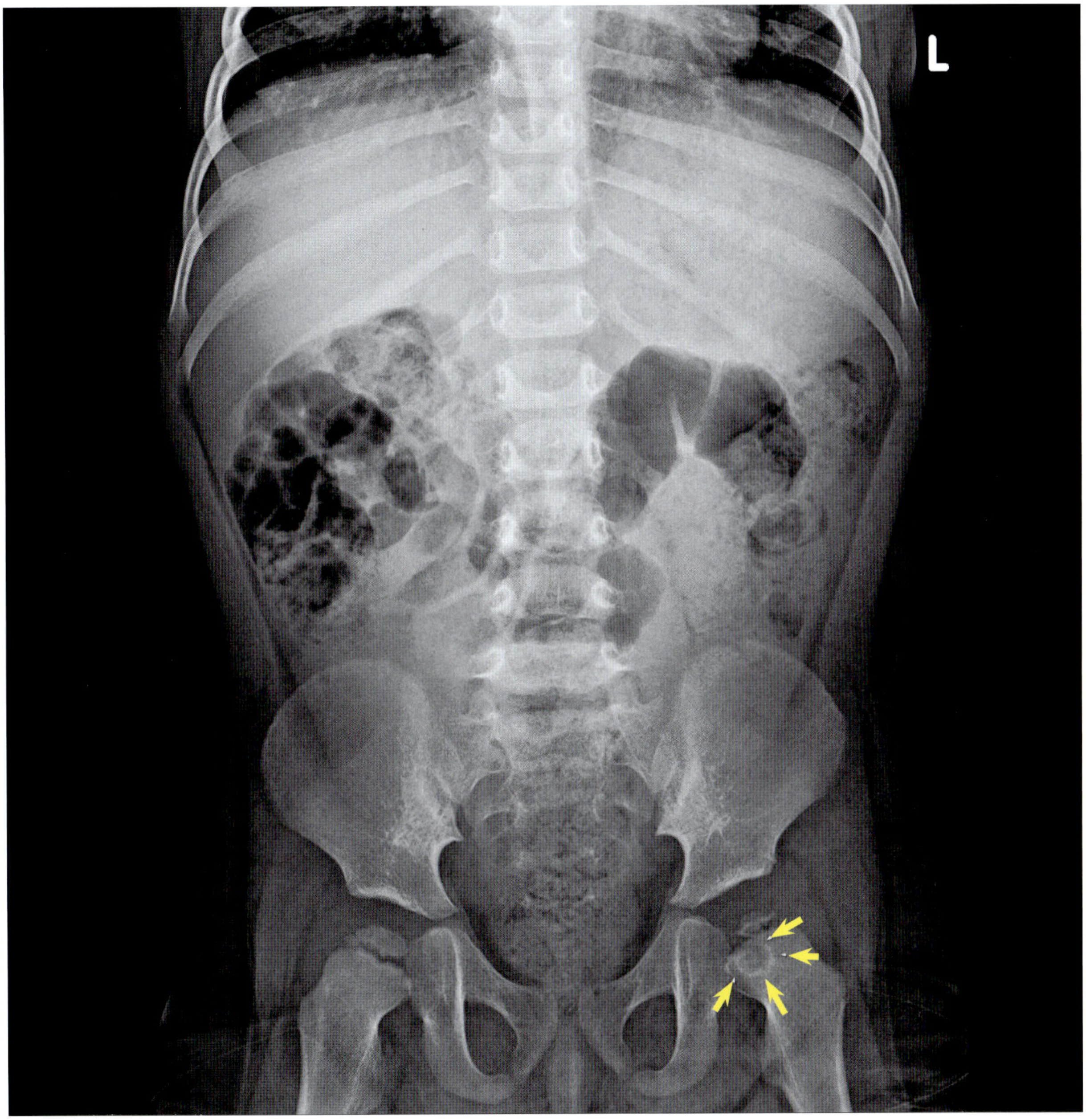

Left femoral head의 flattening과 femur에 sclerotic margin을 갖는 radiolucent lesion

사례 4: rickets

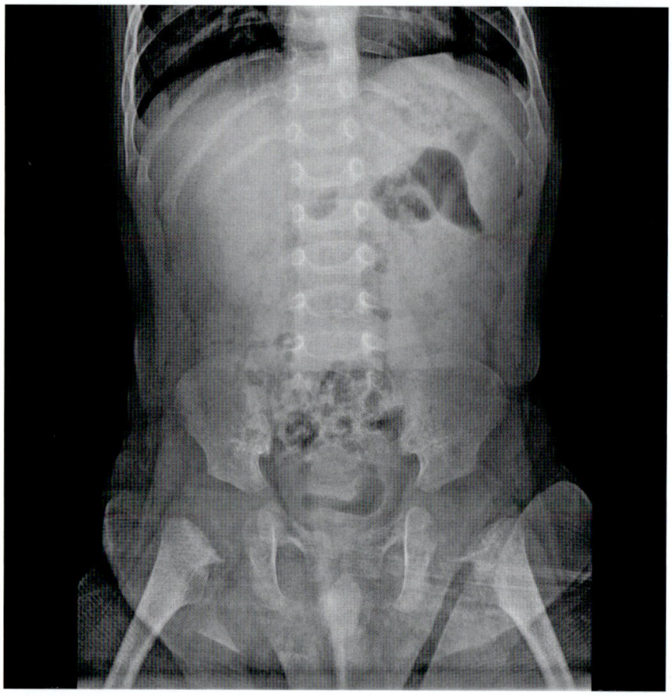

장염 증세가 있어 plain abdomen을 check한 7개월 된 남아로 abdomen에는 특이 소견을 보이지 않으나 both femoral head에 epiphysis가 보이지 않고 약간의 broadening을 보여 infantile rickets가 의심되어 아래 사진들을 찍은 결과 rickets로 진단됨

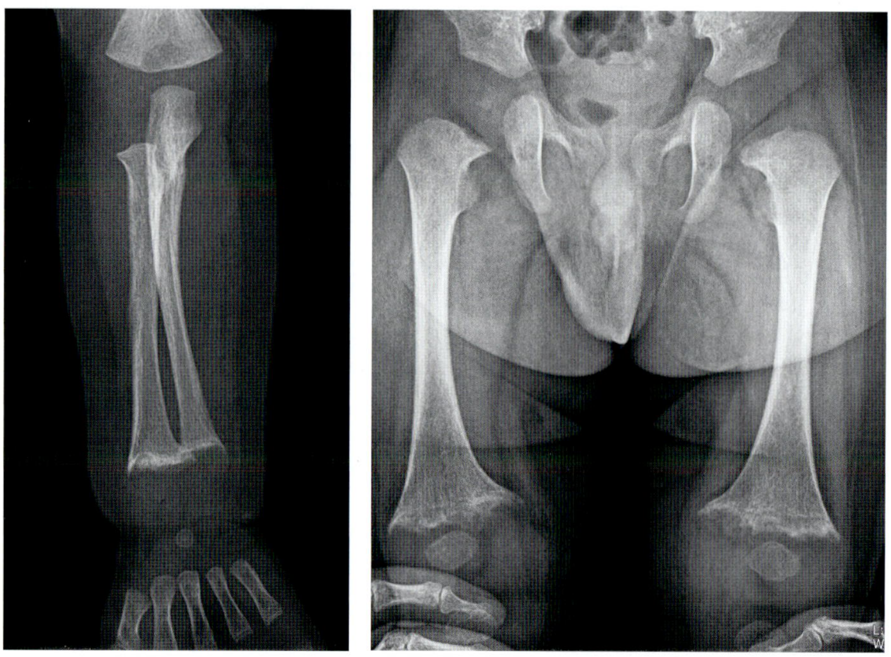

Broadening and fraying of the metaphysis of radius, ulna and both femur. 전형적인 rickets 소견을 보임

8. Gas filled bowel loops의 abnormal position

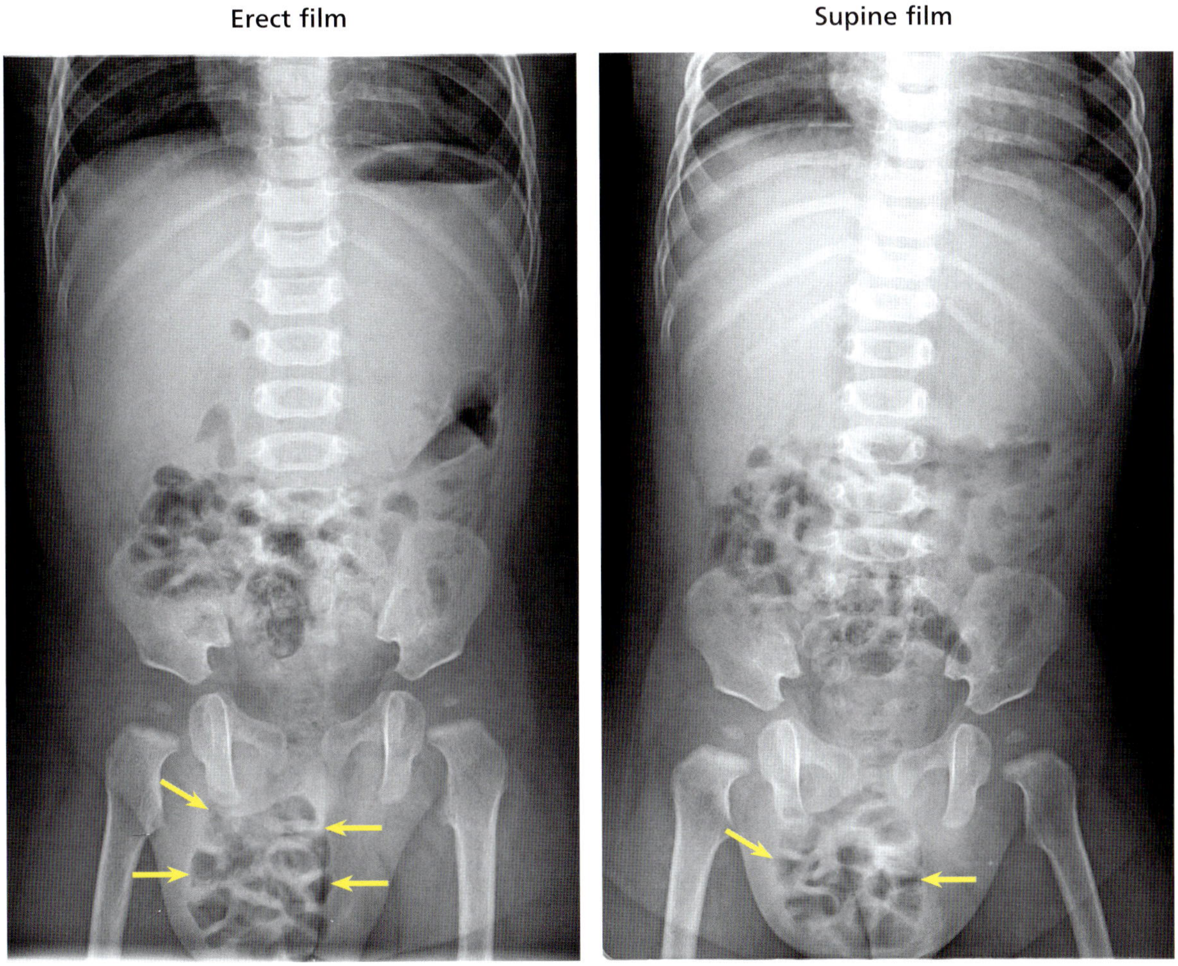

Bowel gas가 peritoneal cavity내에 있지 않고 right scrotal sac내에 있어 hernia로 진단

CHAPTER 3

APPENDIX

학습목차

- Water's view
- Skull lateral film에서 우연히 보이는 병변
- Neck lateral film에서 croup and retropharyngeal abscess의 소견과 우연히 보이는 병변
- Chest film에서 homogenous increased density를 보이는 병변들
- Plain abdomen film에서 보이는 gas filled appendix의 사례들

1. Water's view

Water's view film은 outline을 볼 때 max.cavity의 mucosal lining을 잘 보아야 함. 완전하지는 않으나 태생 6 months이면 max. cavity에 aeration이 보임.

Normal both max.cavities

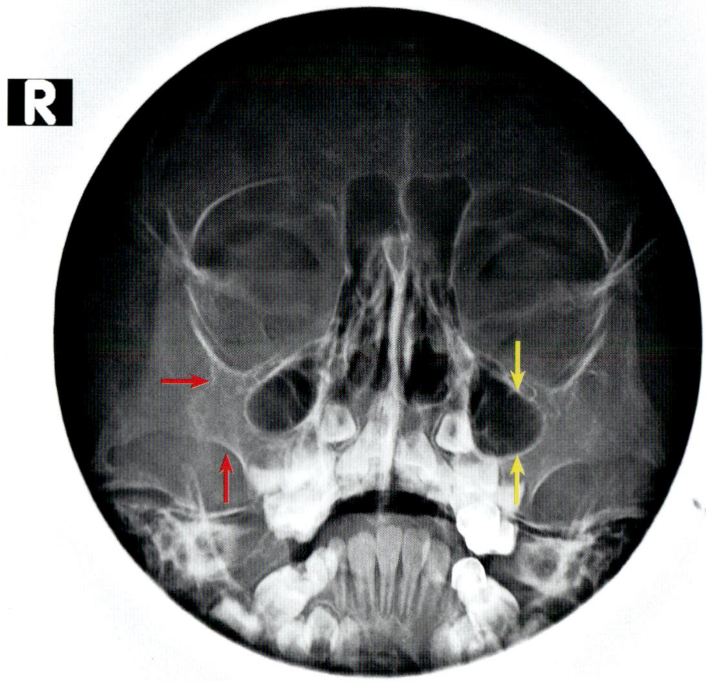

Red arrow:maxillary bone outline.
Yellow arrow:maxillary sinus wall의 mucosal line.
이 film을 보면 maxillary cavity내에 aeration이 잘 되어 있어 sinusitis는 없음.

Sinusitis의 사례 1

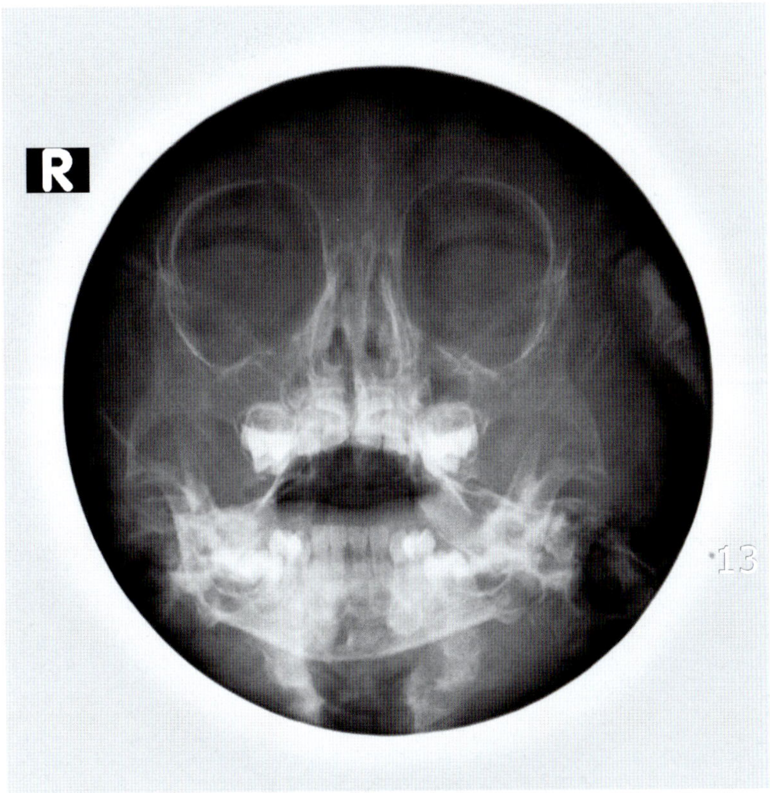

Total haziness in right max.cavity.
Left max.cavity showed W.N.L

Sinusitis 사례 2

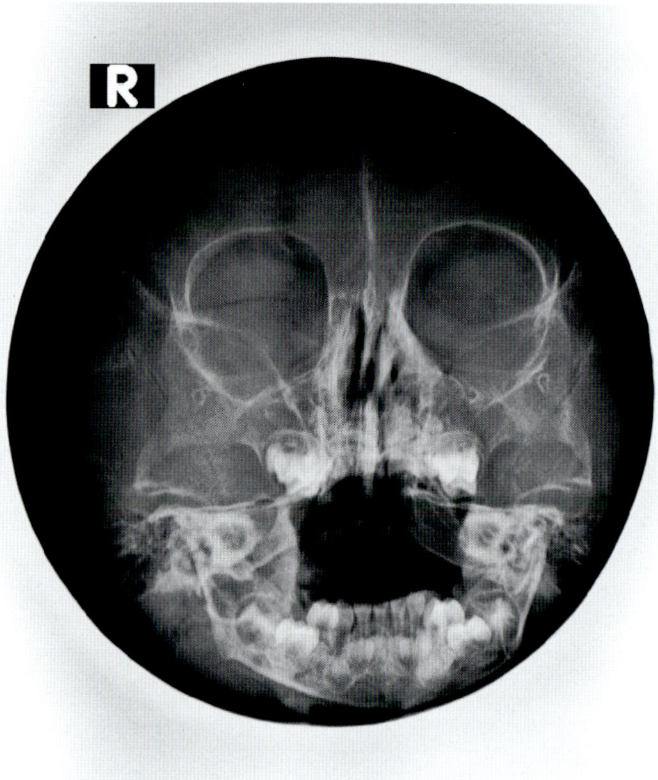

Total haziness in both max.cavities

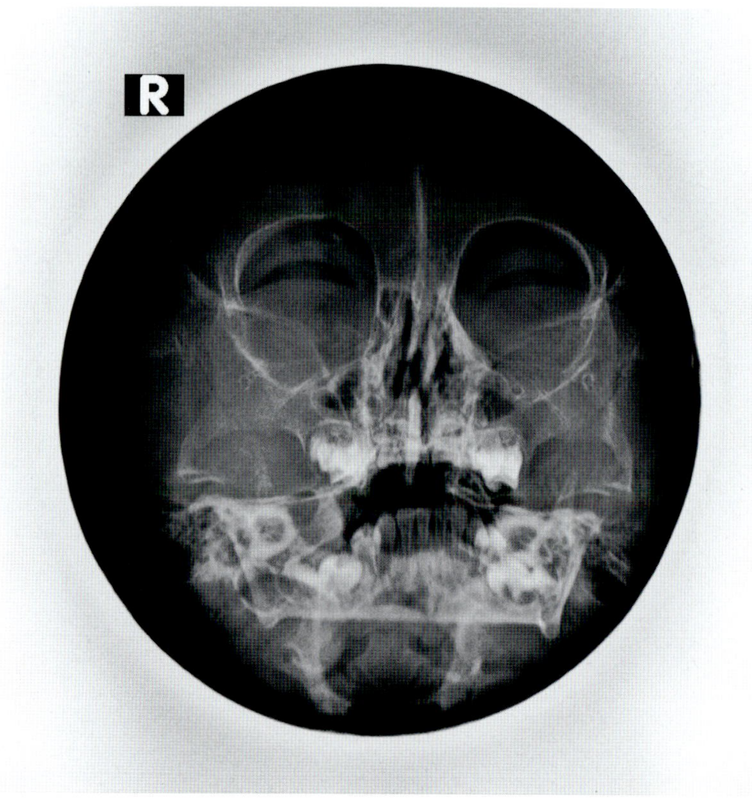

치료 후 정상 소견을 보임

Sinusitis 사례 3

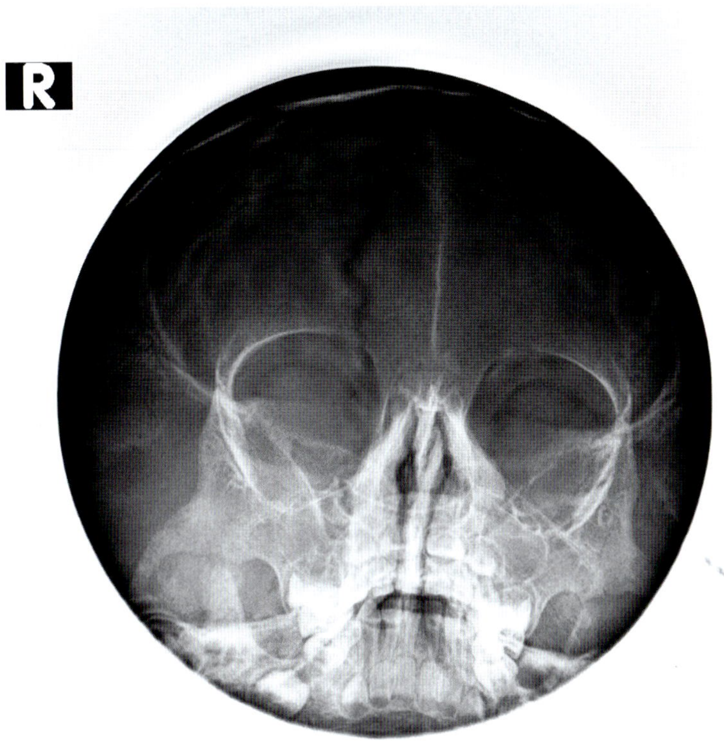

Total haziness in both max.cavities

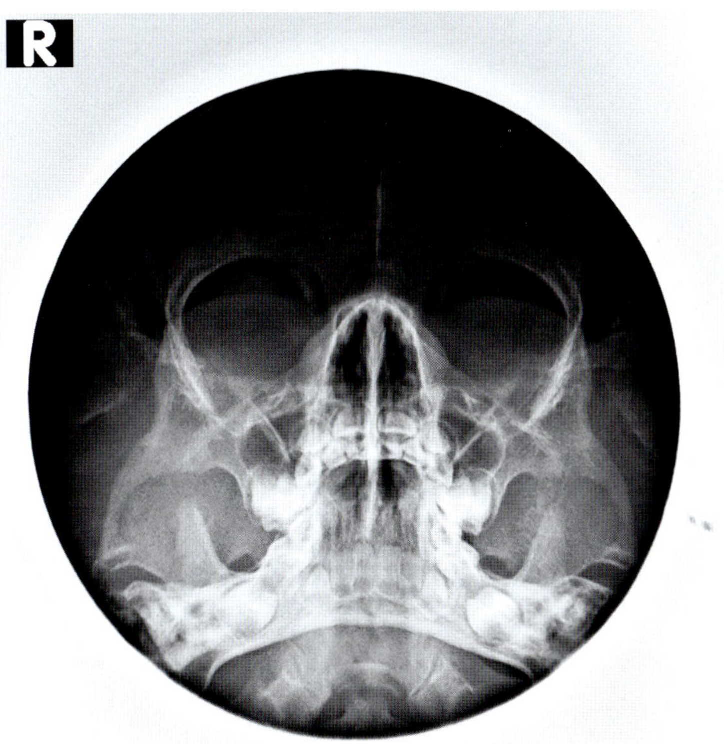

치료 후 정상 소견을 보임

Sinusitis 사례 4

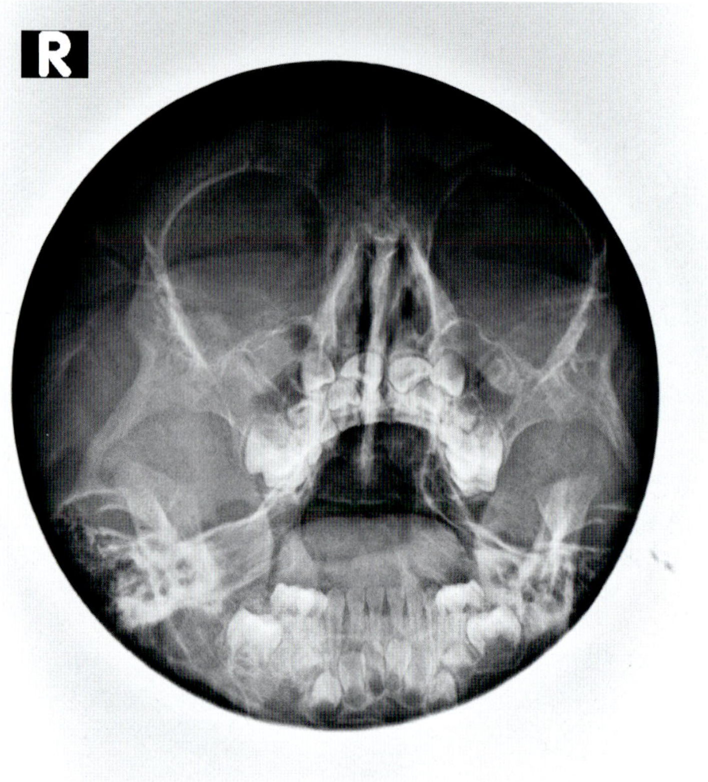

Severe thickening of the lining mucosa in both max.cavities

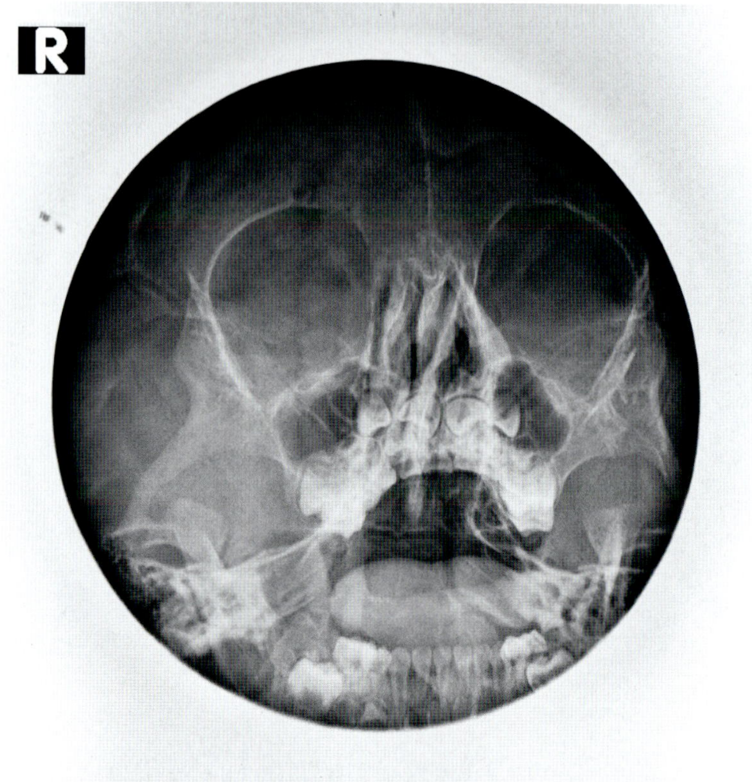

치료 후 정상 소견을 보임

Sinusitis 사례 5

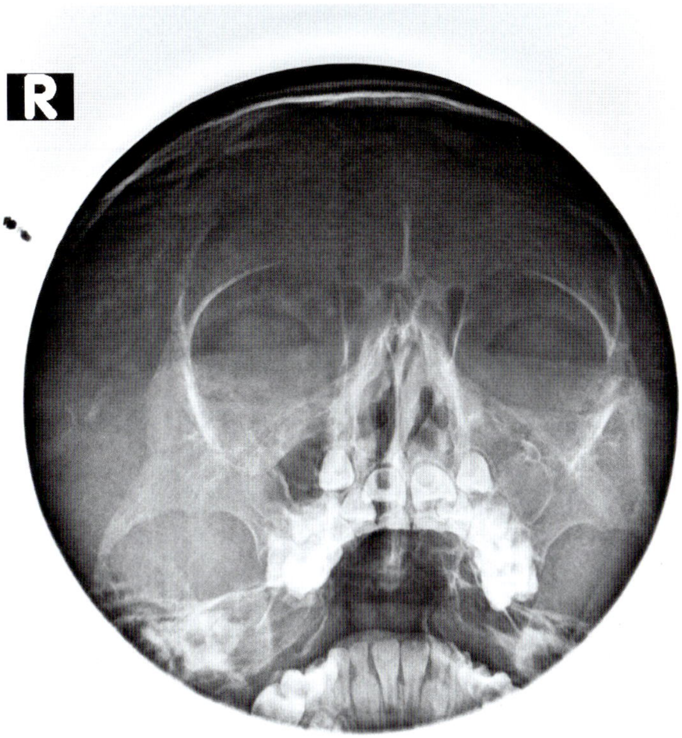

Mild to moderate thickening of the lining mucosa in Rt.max.cavity Total haziness in Lt.max.cavity

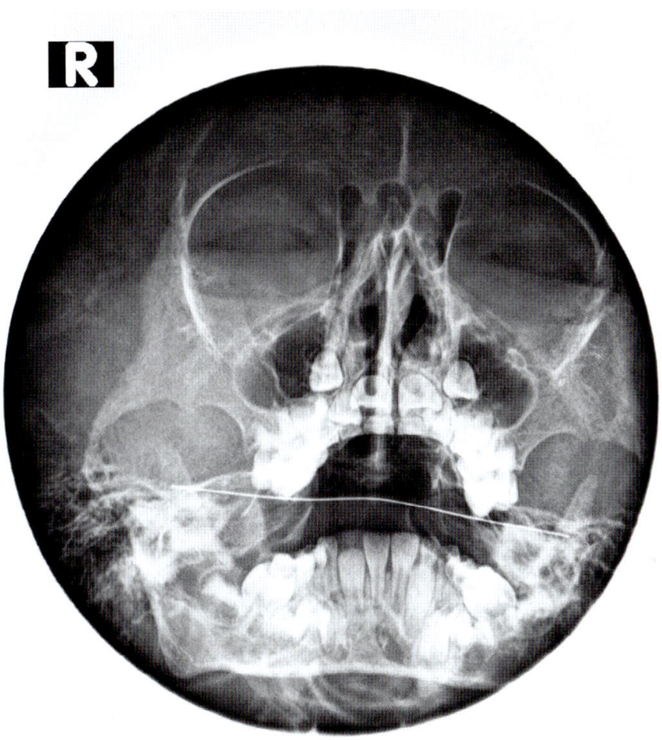

치료 후 정상 소견을 보임

Osteoma in right frontal cavity

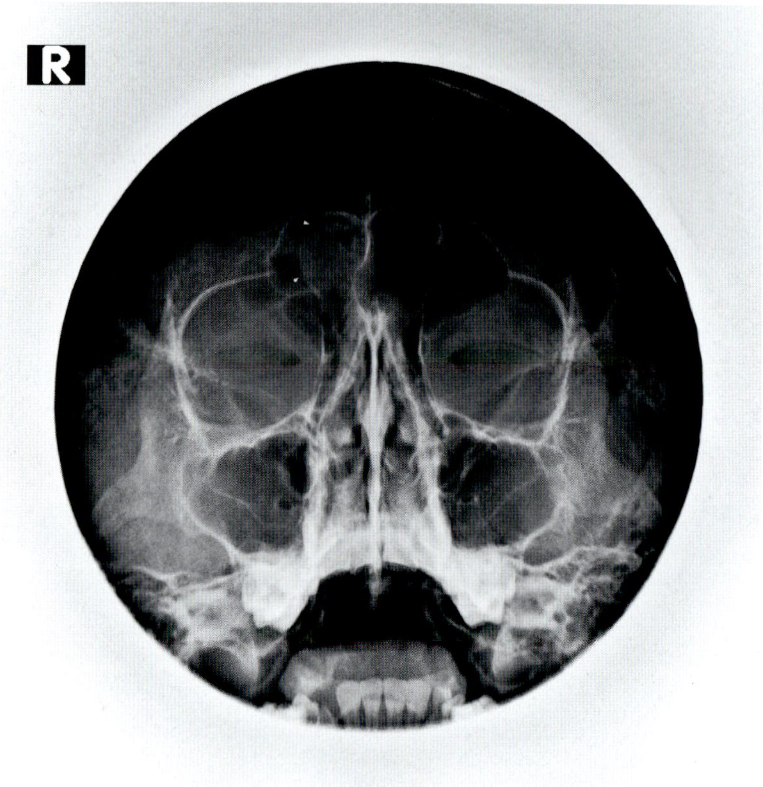

Well marginated radiopaque dense mass density in right frontal cavity.
Both max.cavities showed W.N.L

Osteoma는

- 성숙한 뼈조직으로 이루어진 양성 종양이며
  주로 부비동(paranasal sinuses) 특히 전두동(frontal sinus)에 가장 흔히 발생
- Water's view 소견;
  명확한 경계를 보이는 고음영(very dense,radiopaque)원형 형태로 보임

2. Skull lateral film에서 우연히 보이는 병변

Skull에서 보이는 Langerhans cell histiocytosis의 사례

Skull A-P

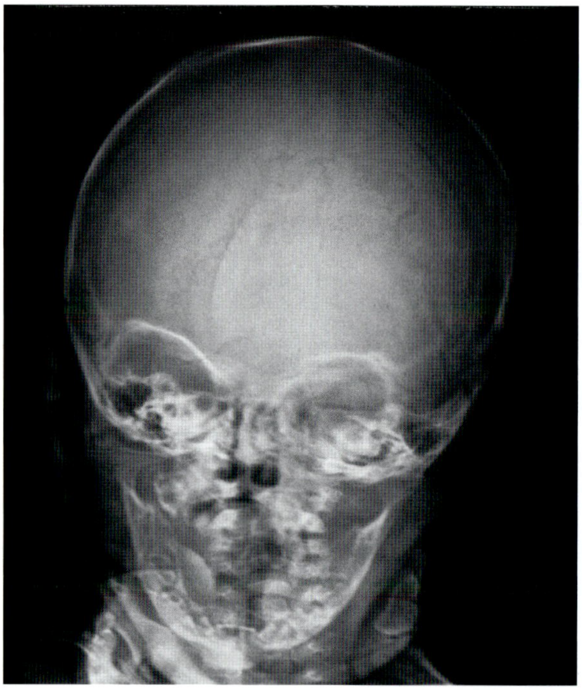

Skull lateral

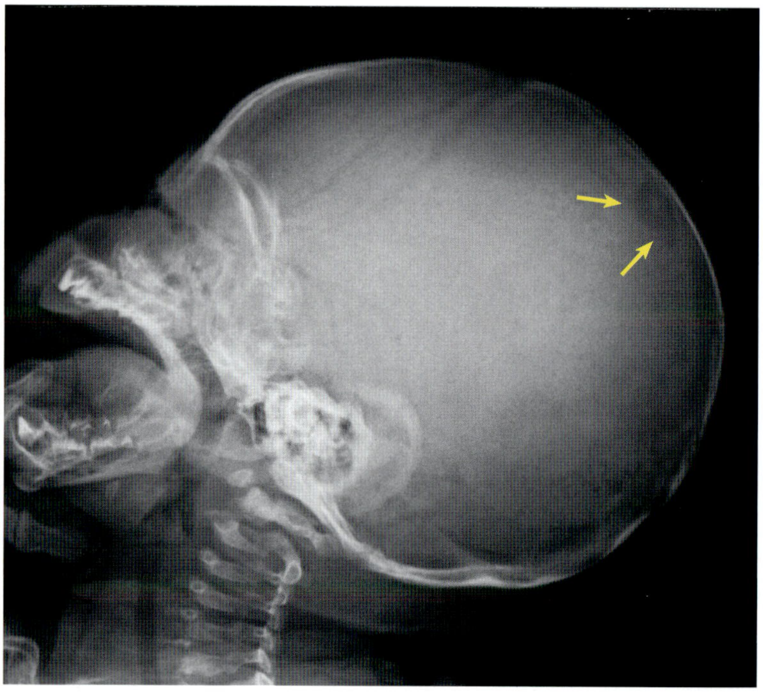

입원 중에 침대에서 떨어져 skull check한 결과 골절은 보이지 않으나
left parietal bone에 radiolucent lesion을 보이는 Langerhans cell histiocytosis를 발견

LCH(langerhans cell histiocytosis)는

- 면역세포가 비정상적으로 증식하여 여러 장기에 침범하는 드문 질환군
- 주요 침범 부위

  뼈: 가장 흔한 침범 부위 → 두개골, 장골, 갈비뼈

  피부: 발진, 습진처럼 보이는 병변

  림프절, 간, 비장, 폐, 골수 등 다기관 침범 가능.

수술후 사진

Skull A-P

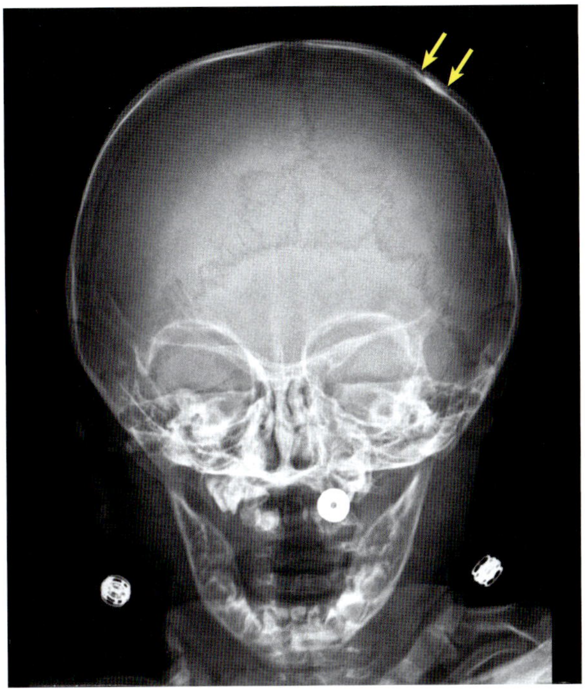

Skull lateral

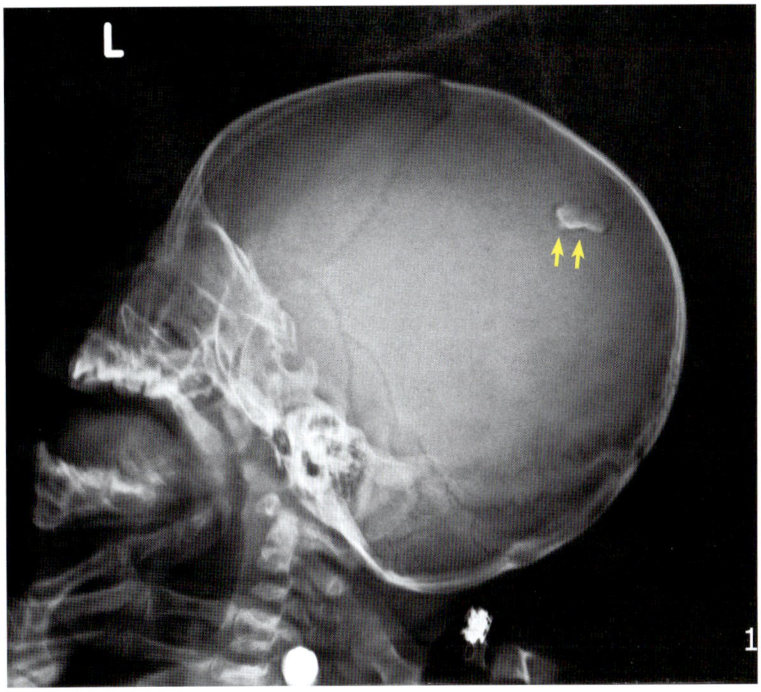

수술로 병변을 제거하고 두개골 재건(cranioplasty)으로 수술 전에 보였던 radiolucent lesion 대신 radiopaque density가 보임.

3. Neck lateral film에서 croup and retropharyngeal abscess의 소견과 우연히 보이는 병변

후두의 해부학적 구조와 크루프

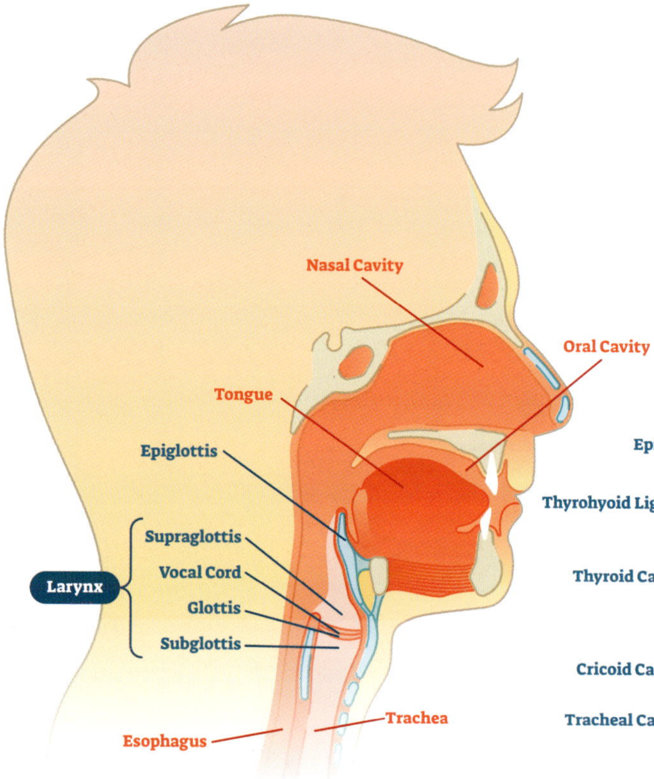

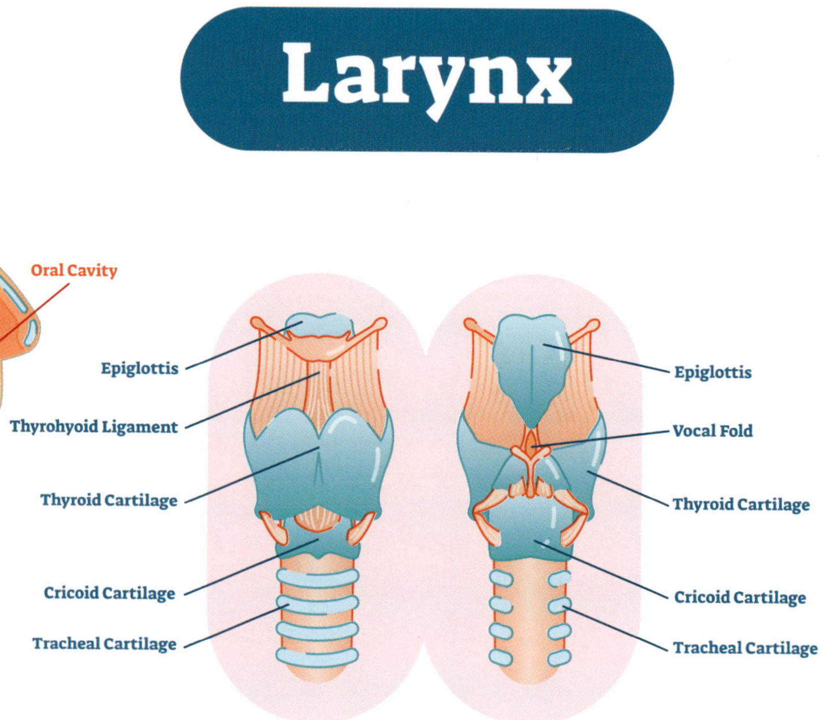

Croup

- 정의

Croup은 주로 소아에서 발생하는 상기도(후두, 기관, 기관지) 감염성 질환으로 특징적으로 개 짖는 소리 같은 기침(barking cough), 천명음(stridor), 쉰 목소리(hoarseness)의 증상을 보임.

대부분 바이러스 감염의 원인.

- 진단

X-Ray(경부측면): Subglottic narrowing → "steeple sign(첨탑 모양)"이 보일 수 있음.

Neck A-P

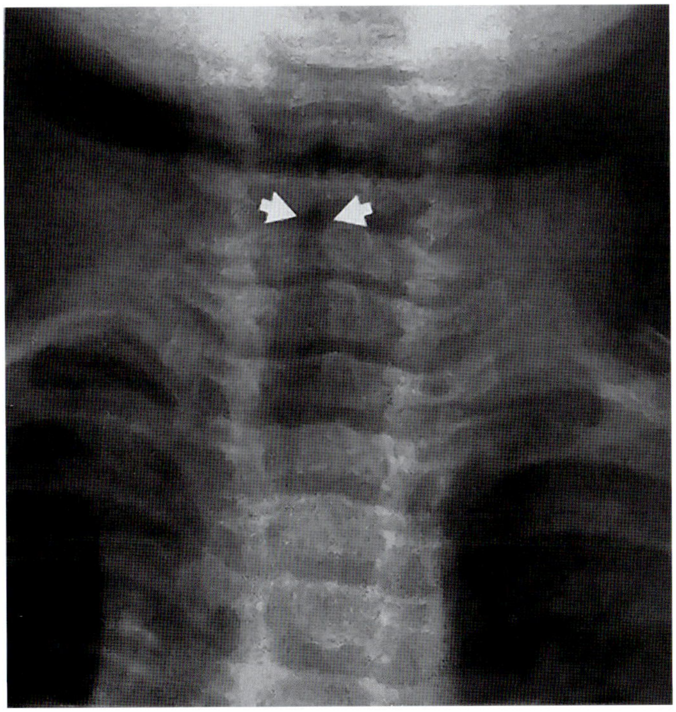

Symmetric subglottic narrowing on a-p film

Neck Lateral

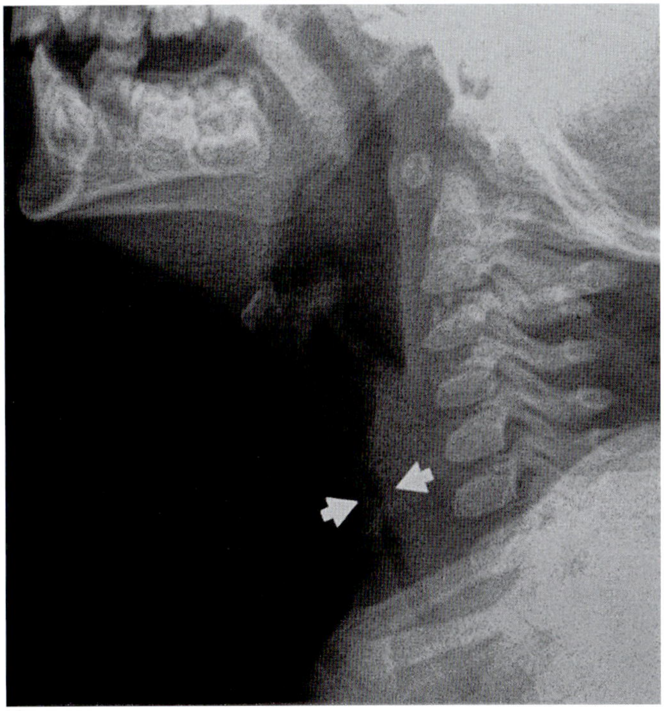

Subglottic narrowing on lateral film

Neck lateral

Neck lateral

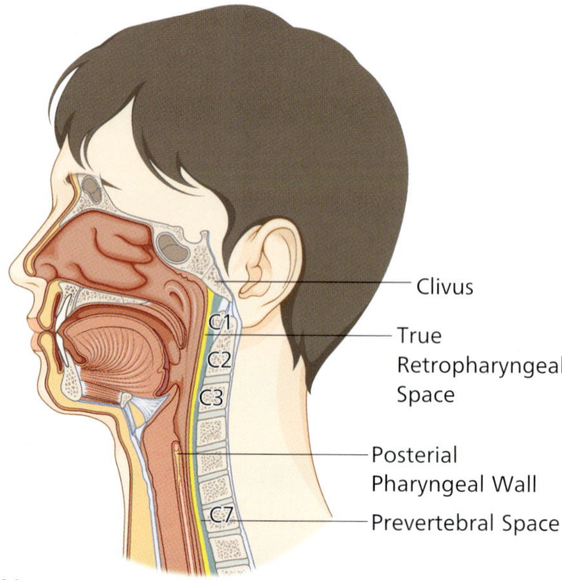

Normal neck lateral film

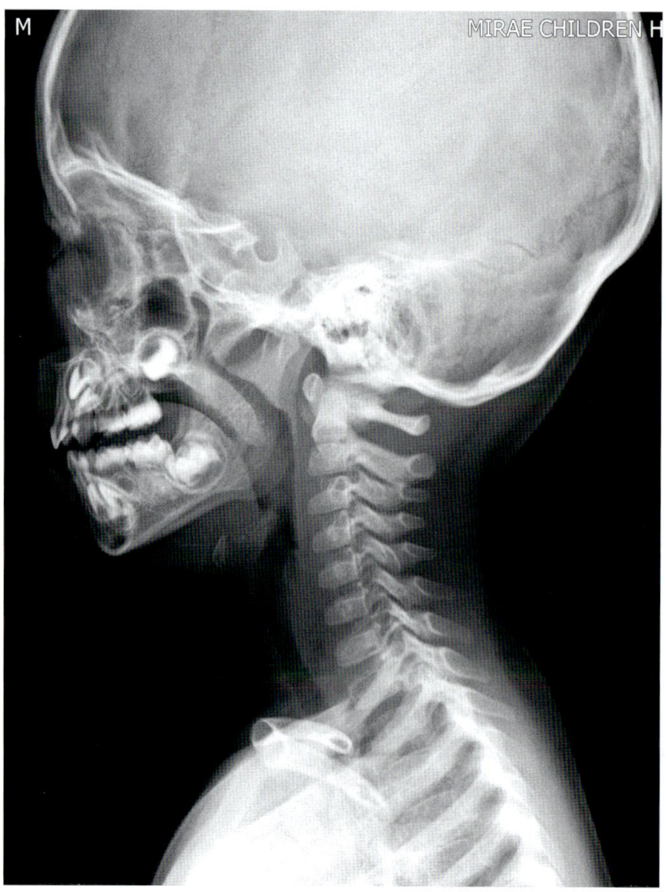

Retropharyngeal abscess

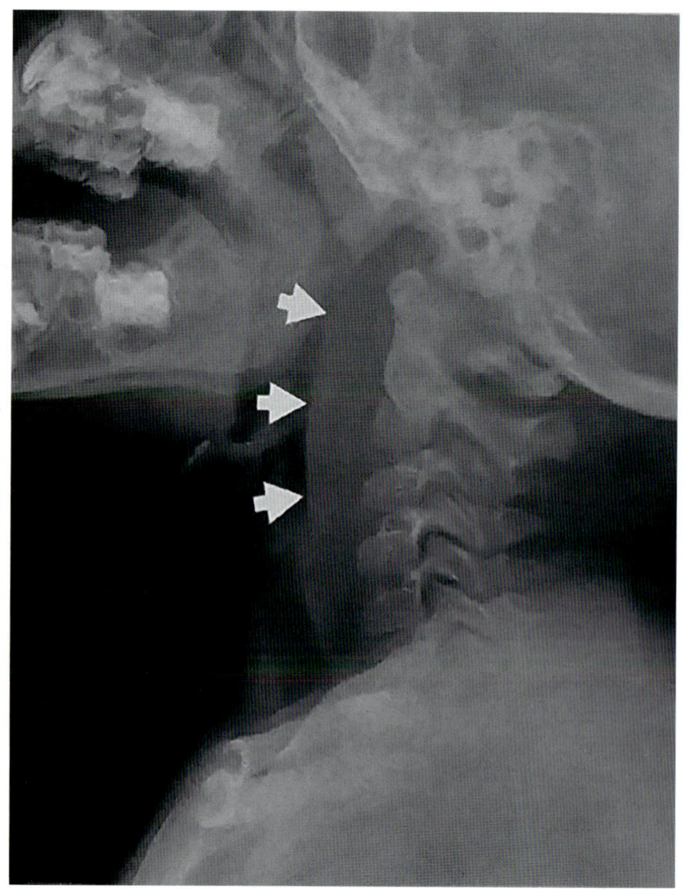

Soft tissue mass like density between air filled pharynx and vertebral body

Klippel-feil syndrome

- Klippel-Feil syndrome은 선천적으로 경추(목뼈)에서 두 개 이상이 비정상적으로 융합되어 있는 희귀 선천성 질환임.
- 특징적 증상
  1. 짧은목(short neck)
  2. 목과 머리가 잘 안돌아감(limited neck movement)
  3. 저후두선(low posterior hairline)
- 척수, 신경, 청력, 신장, 심장 등의 다양한 기형과 동반될 수 있는 질환임.

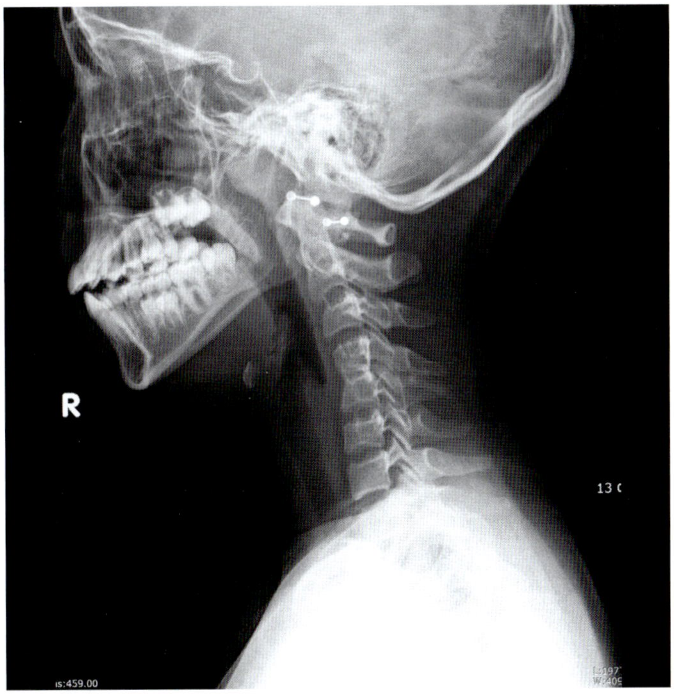

Bony fusion in C4 and C5

4. Chest film에서 homogenous increased density를 보이는 병변들

- Atelectsis
- Pneumonia
- Pleural effusion
- 위 세 질환의 감별점

1. Atelectasis는 무기폐로 alveolar space의 air 손실로 volume이 감소되어 mediastinal structure가 병변 방향으로 이동
2. Pneumonia는 alveolar space의 air 대신 염증세포로 교체된 상태로 volume의 변화가 없어 mediastinal structure의 이동이 없음.
3. Pleural effusion은 pleural space에 fluid가 있어 volume의 증가로 mediastinal structure가 병변 반대 방향으로 이동.

5. Plain abdomen film에서 보이는 gas filled appendix의 사례

RLQ abdominal pain이 있을 때 plain film에서 gas-filled appendix가 보이면
적어도 충수염은 아니므로 여러 형태의 gas-filled appendix를 알아보기

정상 gas filled appendix의 다양한 모습 사례 1

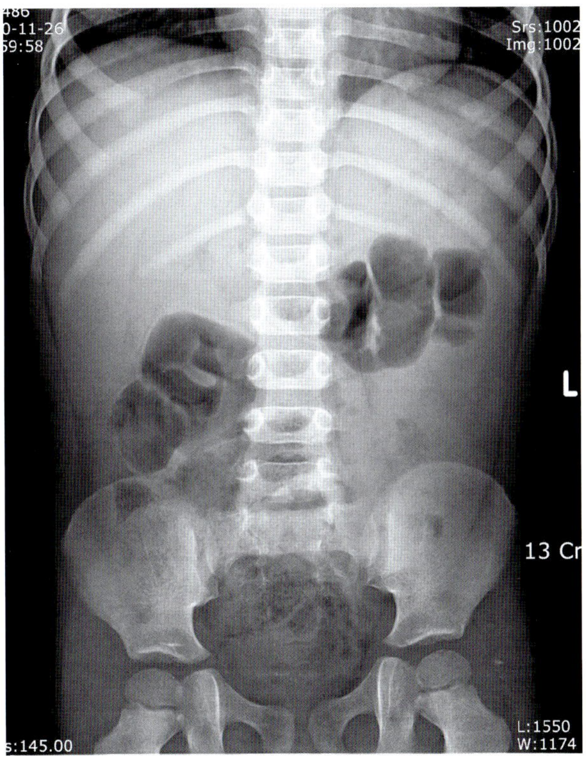

Plain abdomen

확대사진

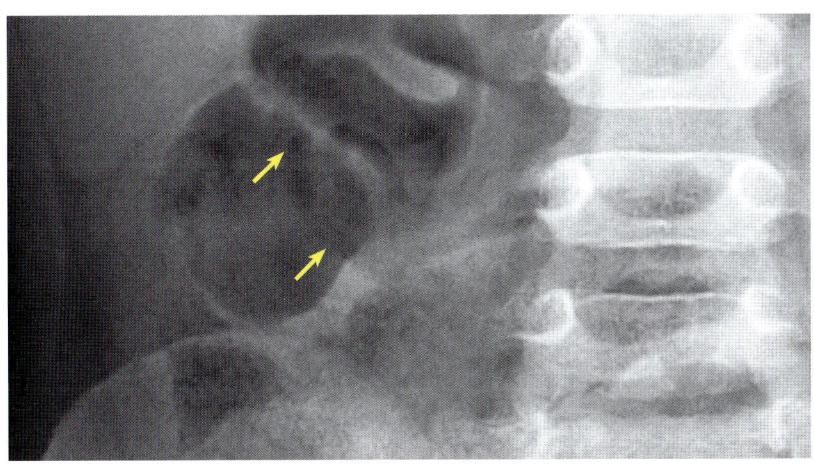

S 자 모양의 gas filled appendix

정상 gas filled appendix의 다양한 모습 사례 2

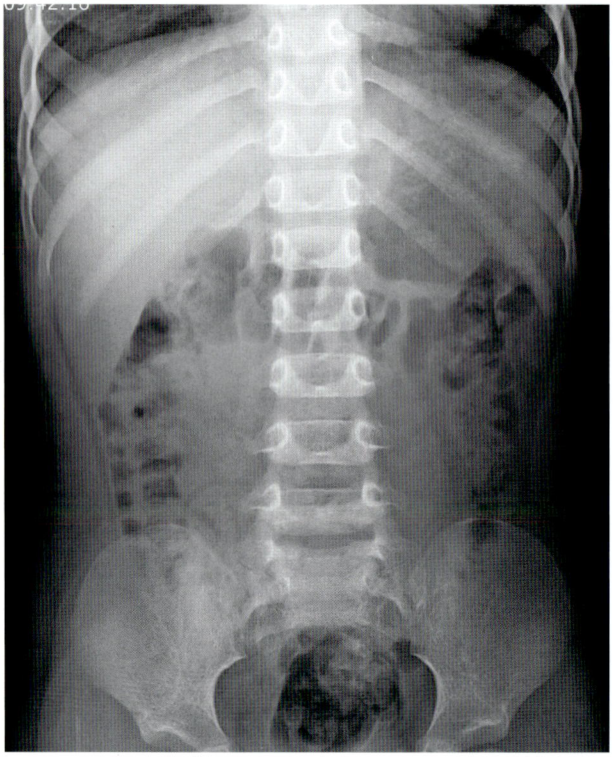

Plain abdomen

확대사진

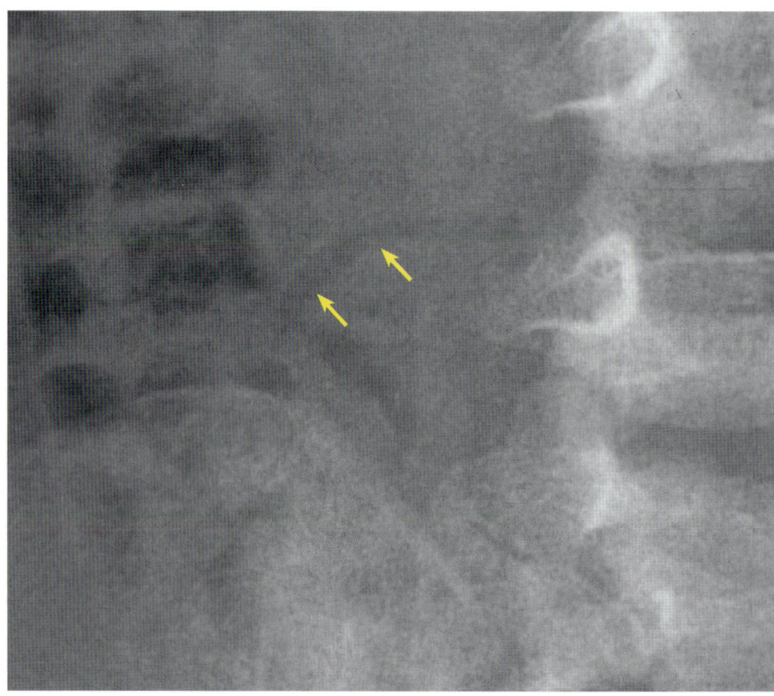

S 자 모양의 gas filled appendix

정상 gas filled appendix의 다양한 모습 사례 3

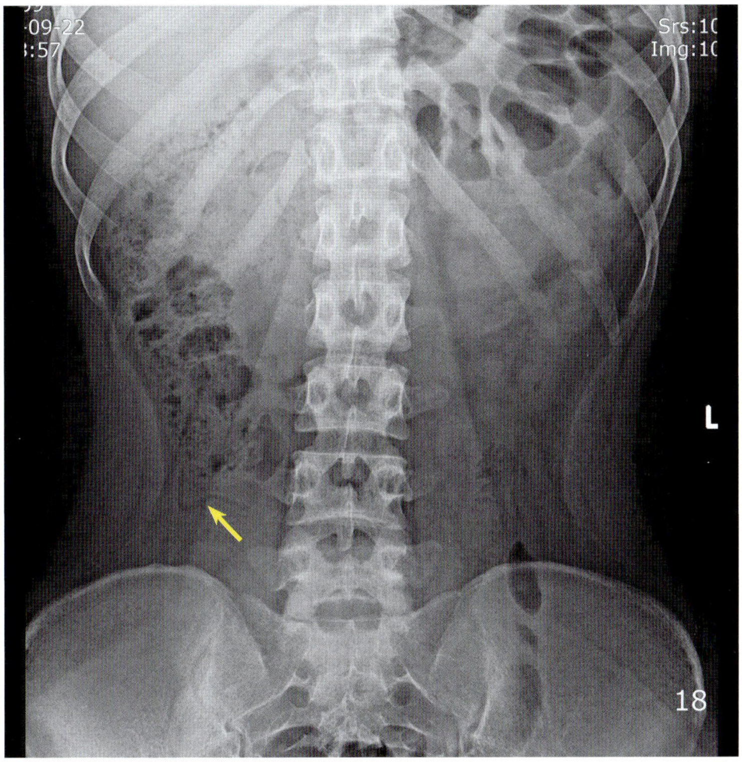

Plain abdomen

확대사진

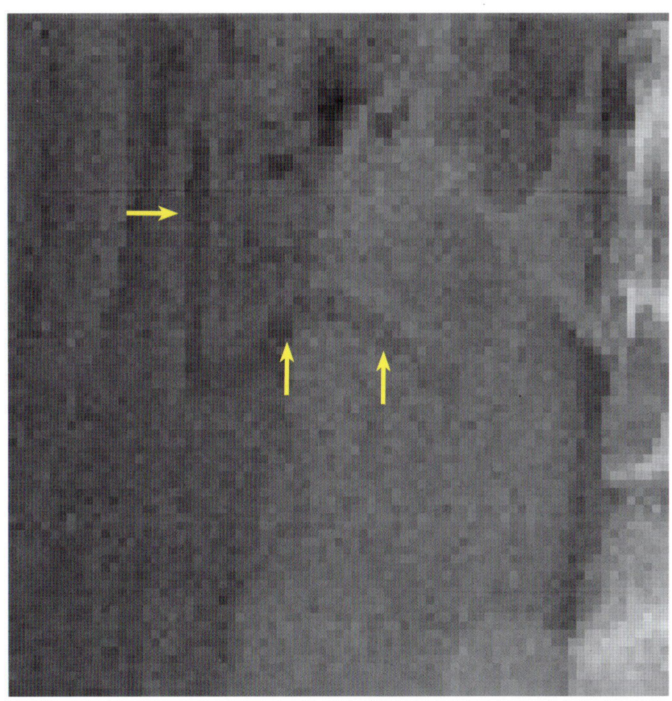

L 자 모양의 gas filled appendix

정상 gas filled appendix의 다양한 모습 사례 4

Plain abdomen

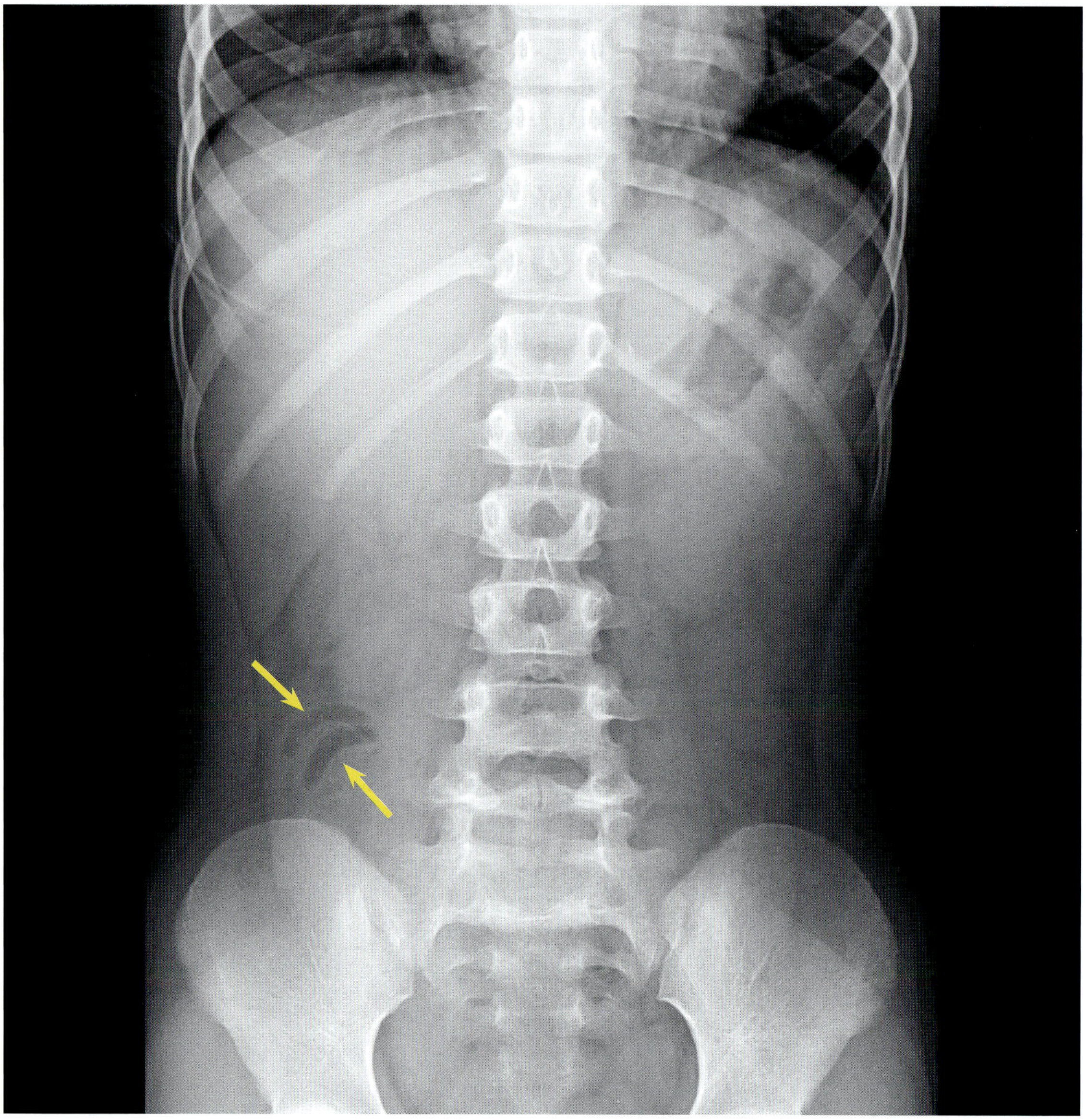

⟶: gas filled appendix

정상 gas filled appendix의 다양한 모습 사례 5

Plain abdomen

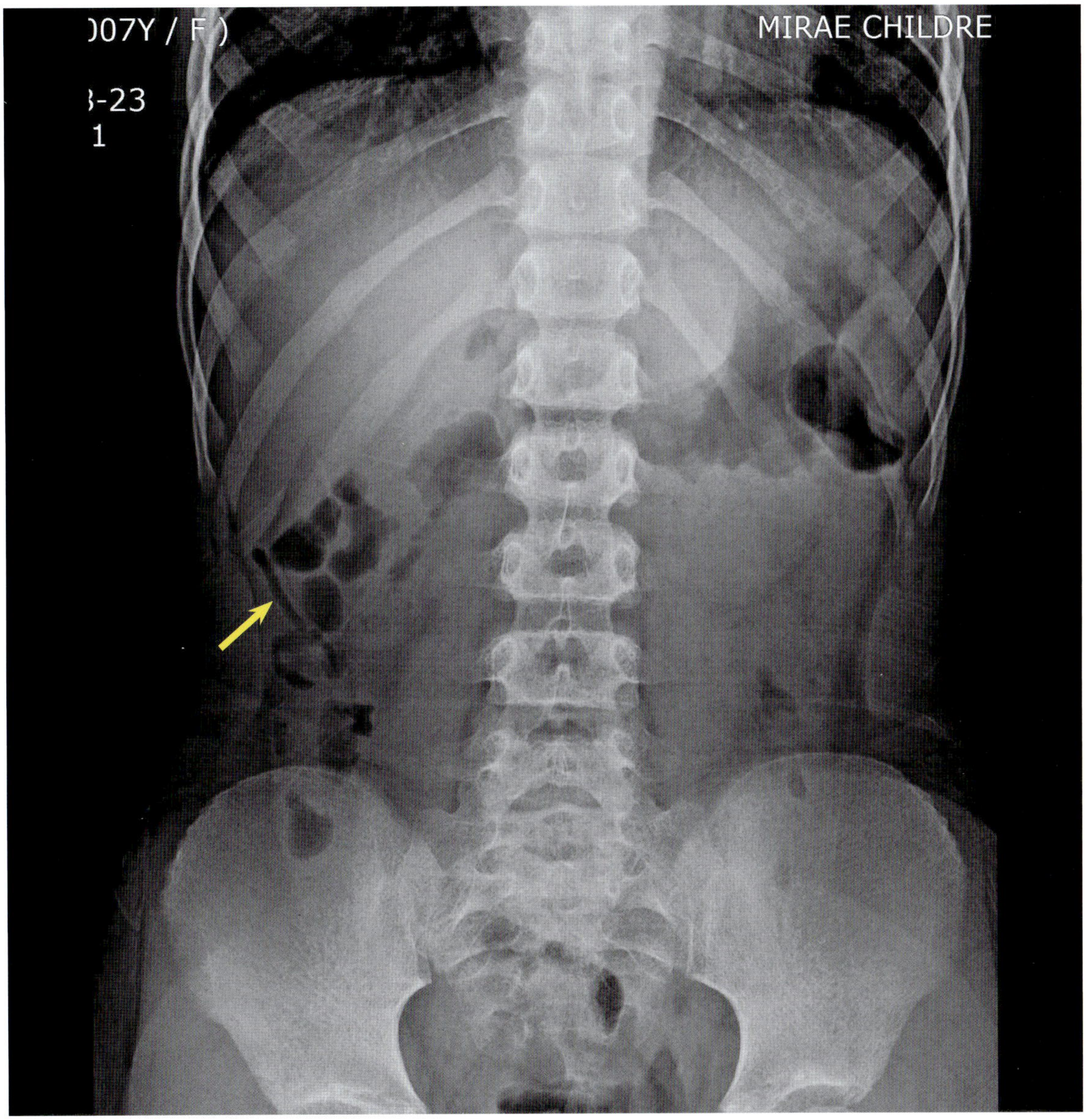

→: gas filled appendix

정상 gas filled appendix의 다양한 모습 사례 6

Plain abdomen

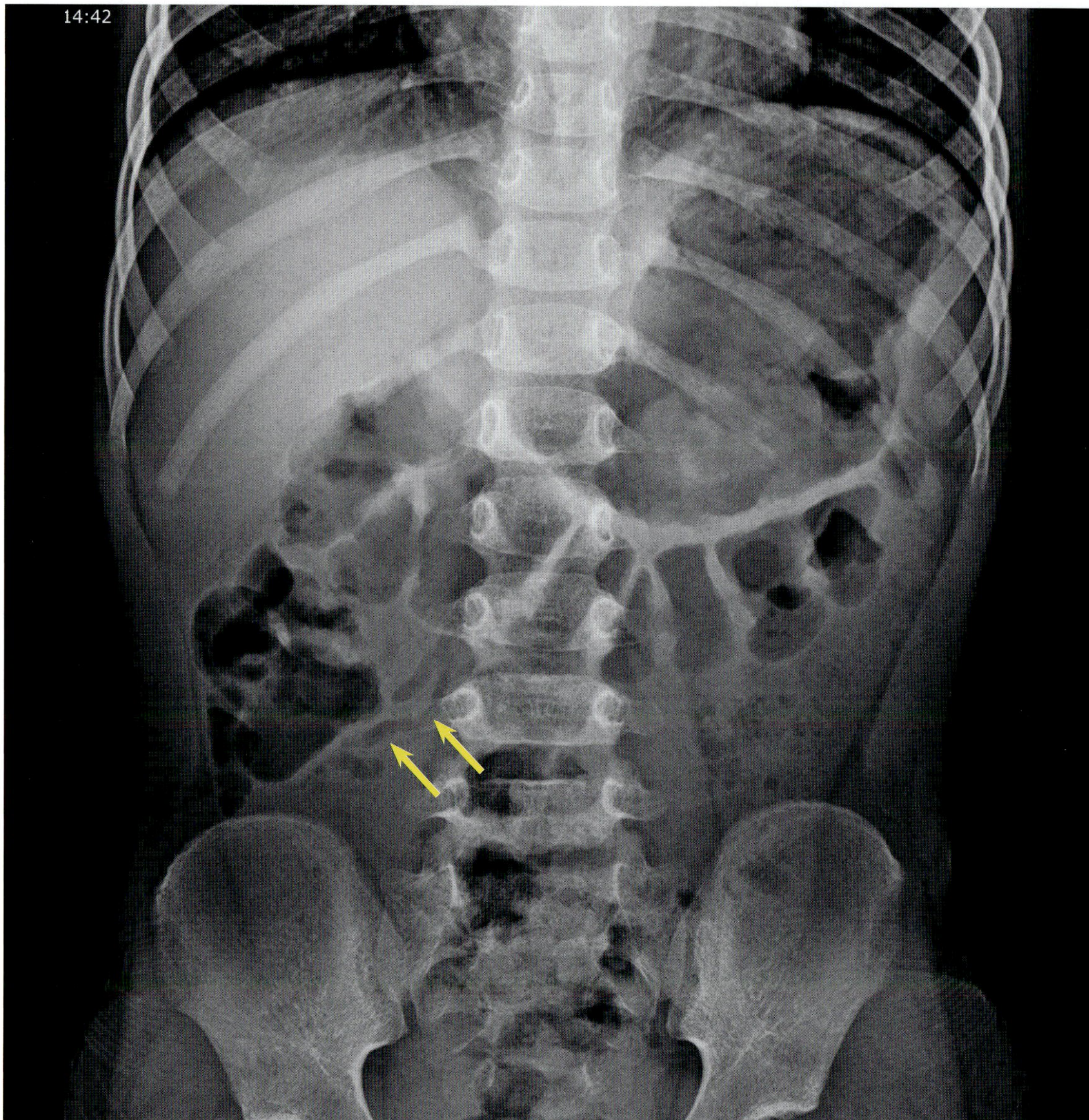

→: gas filled appendix

정상 gas filled appendix의 다양한 모습 사례 7

Plain abdomen

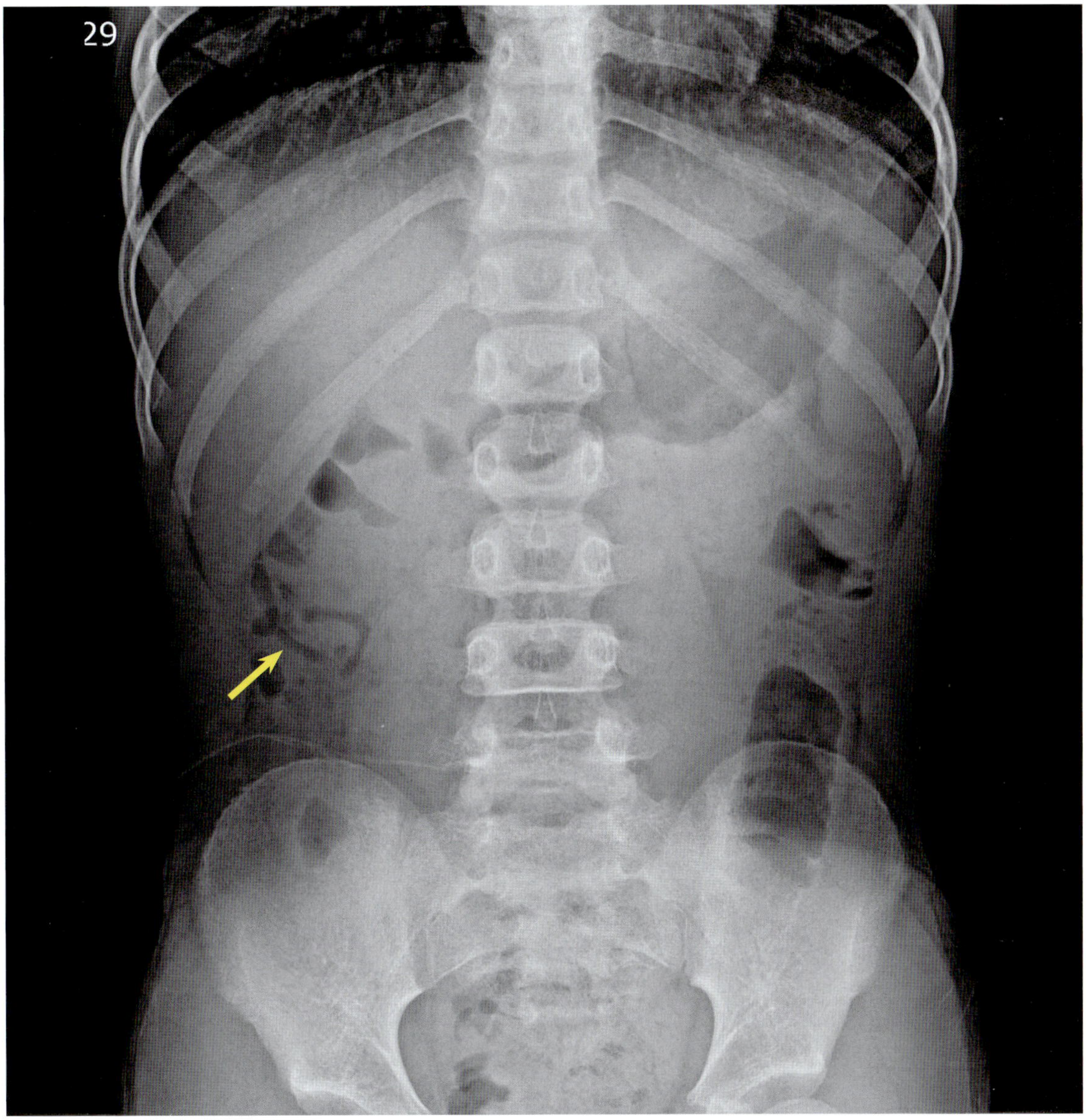

→: gas filled appendix

정상 gas filled appendix의 다양한 모습 사례 8

Plain abdomen

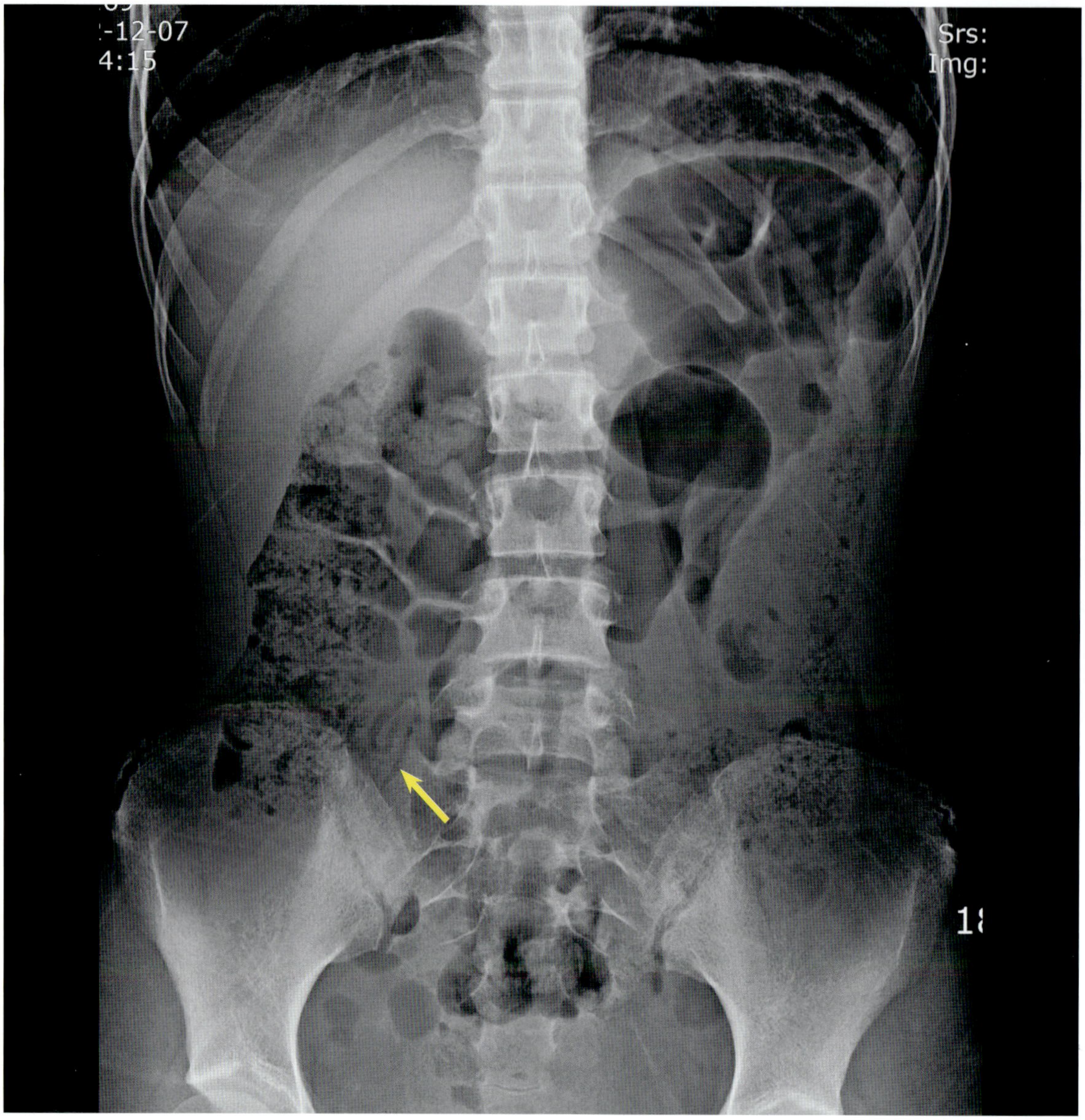

→: gas filled appendix

정상 gas filled appendix의 다양한 모습 사례 9

Plain abdomen

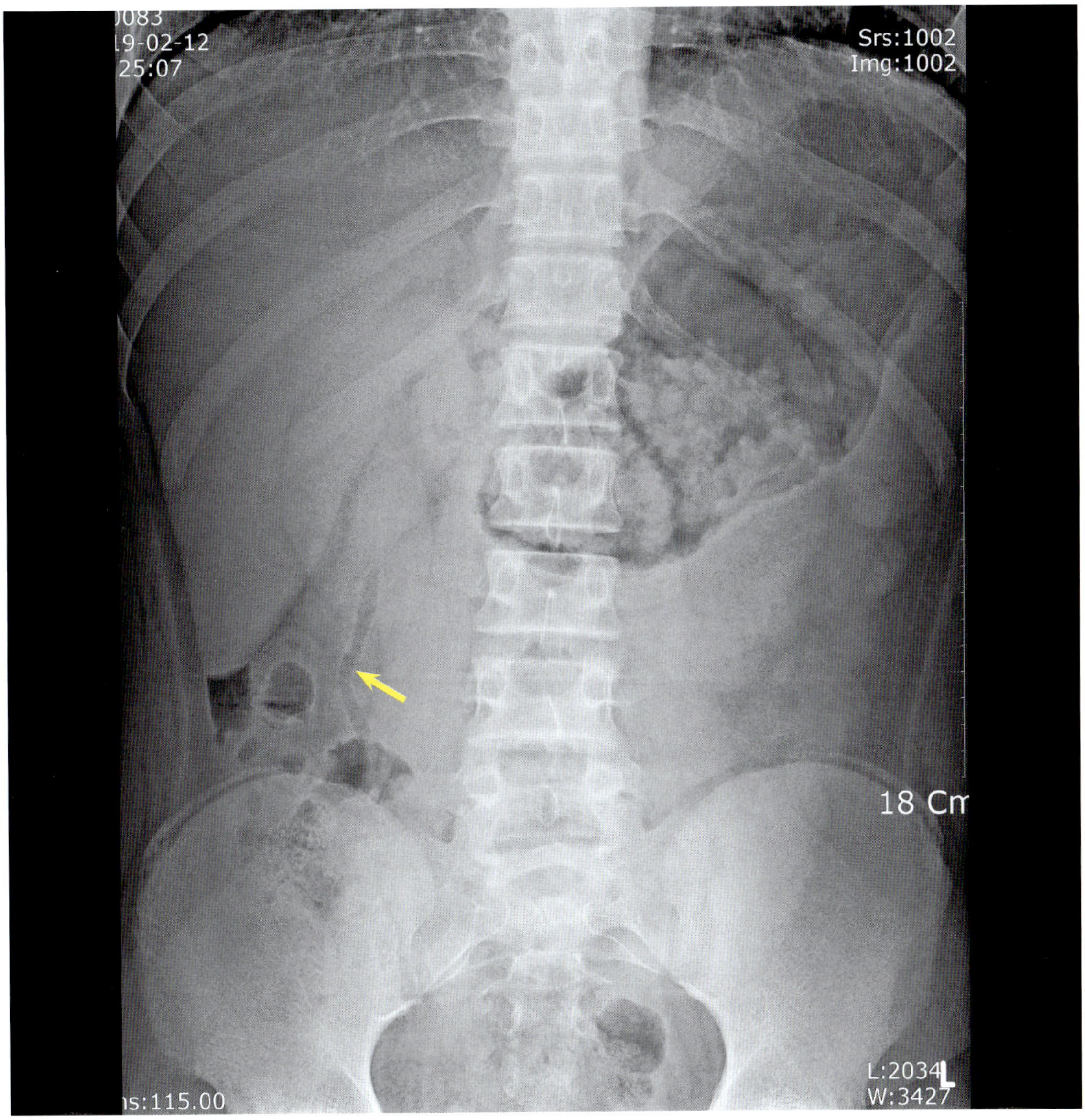

→: gas filled appendix

정상 gas filled appendix의 다양한 모습 사례 10

Plain abdomen

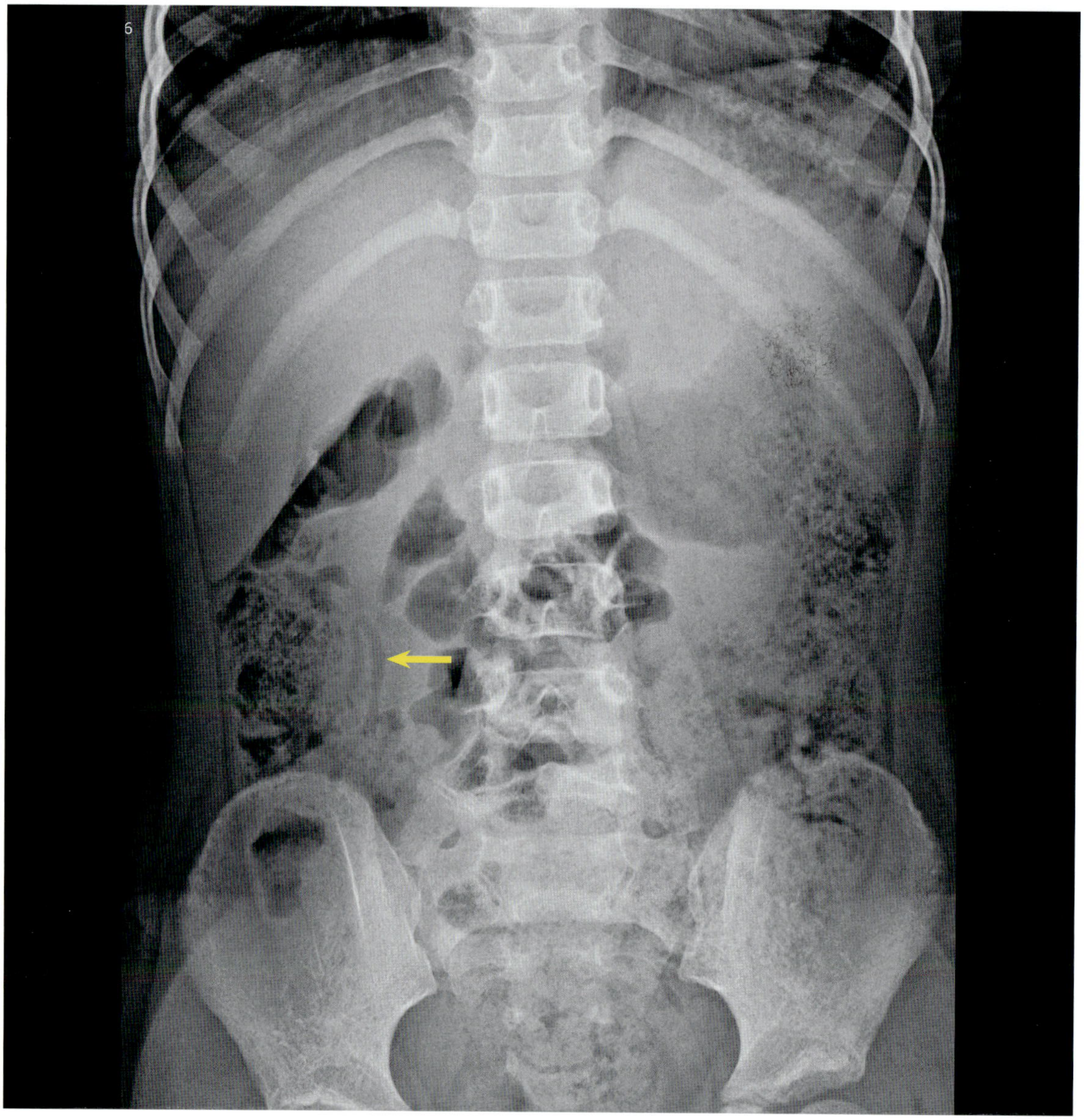

→: gas filled appendix

정상 gas filled appendix의 다양한 모습 사례 11

Plain abdomen

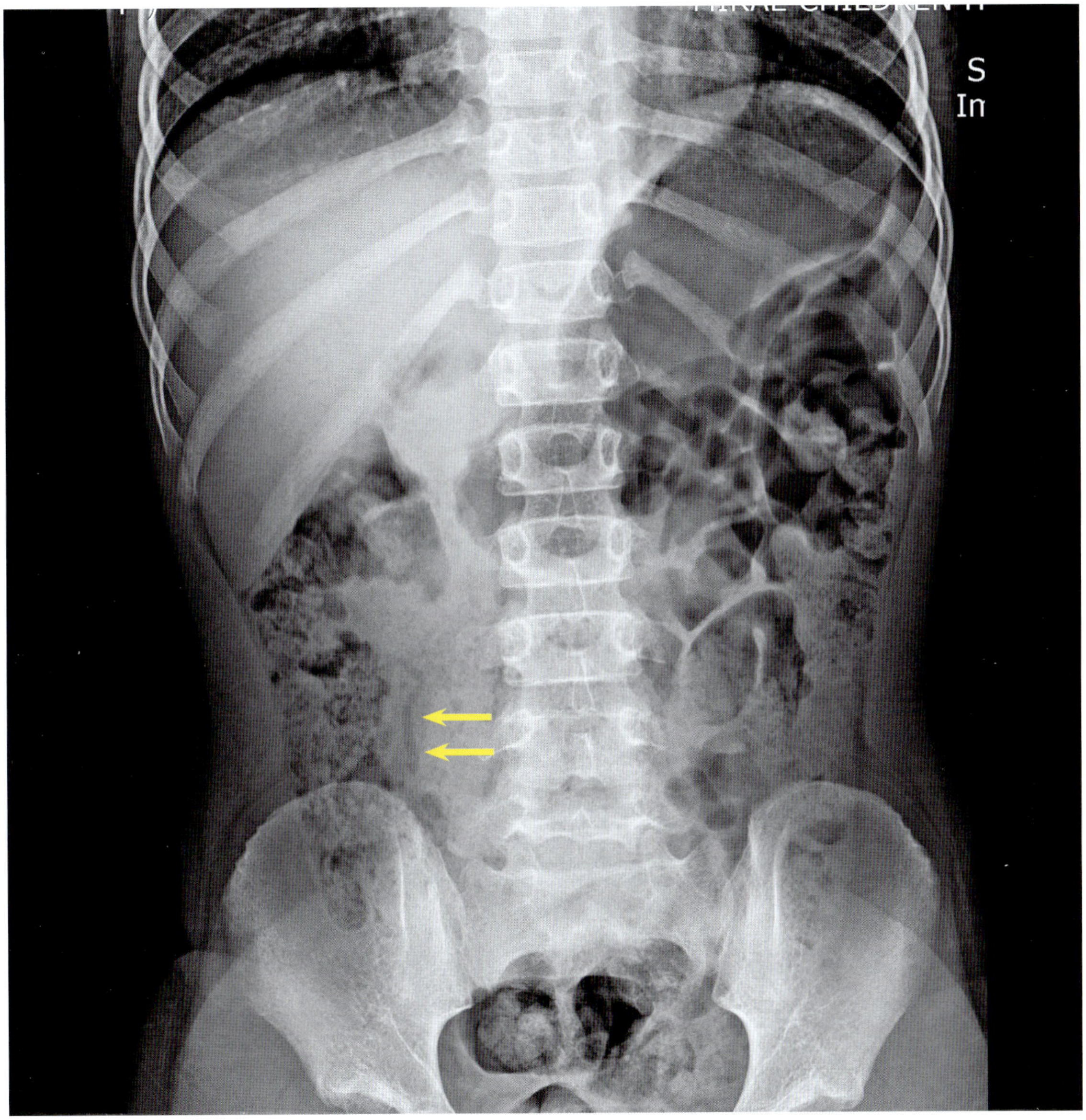

→: gas filled appendix

소아 흉부 & 복부 X-rays:

놓치기 쉬운 병변들과 임상경험을 통해 발견된 질환들

초판 1쇄 : 2025년 9월 25일

저　　자 : 송옥자
펴 낸 이 : 유성권
편 집 장 : 이재선
기 획 자 : 이경민
마 케 팅 : 김호철, 최성규, 김진형, 정명한, 김모란, 노예련, 한태수, 임예설, 김지현, 박수경, 윤정아
사 이 즈 : 215 × 260 mm
펴 낸 곳 : **범문에듀케이션**
주　　소 : 서울시 양천구 목동서로 211 범문빌딩 (우 07995)
전　　화 : 02) 2654-5131　　팩　　스 : 02) 2652-1500
홈페이지 : www.medicalplus.co.kr

등　　록 : 제 2011-000001호
I S B N : 979-11-5943-520-1(93510)
편집 · 디자인 : 우일미디어디지텍

* 잘못된 책은 교환하여 드립니다.